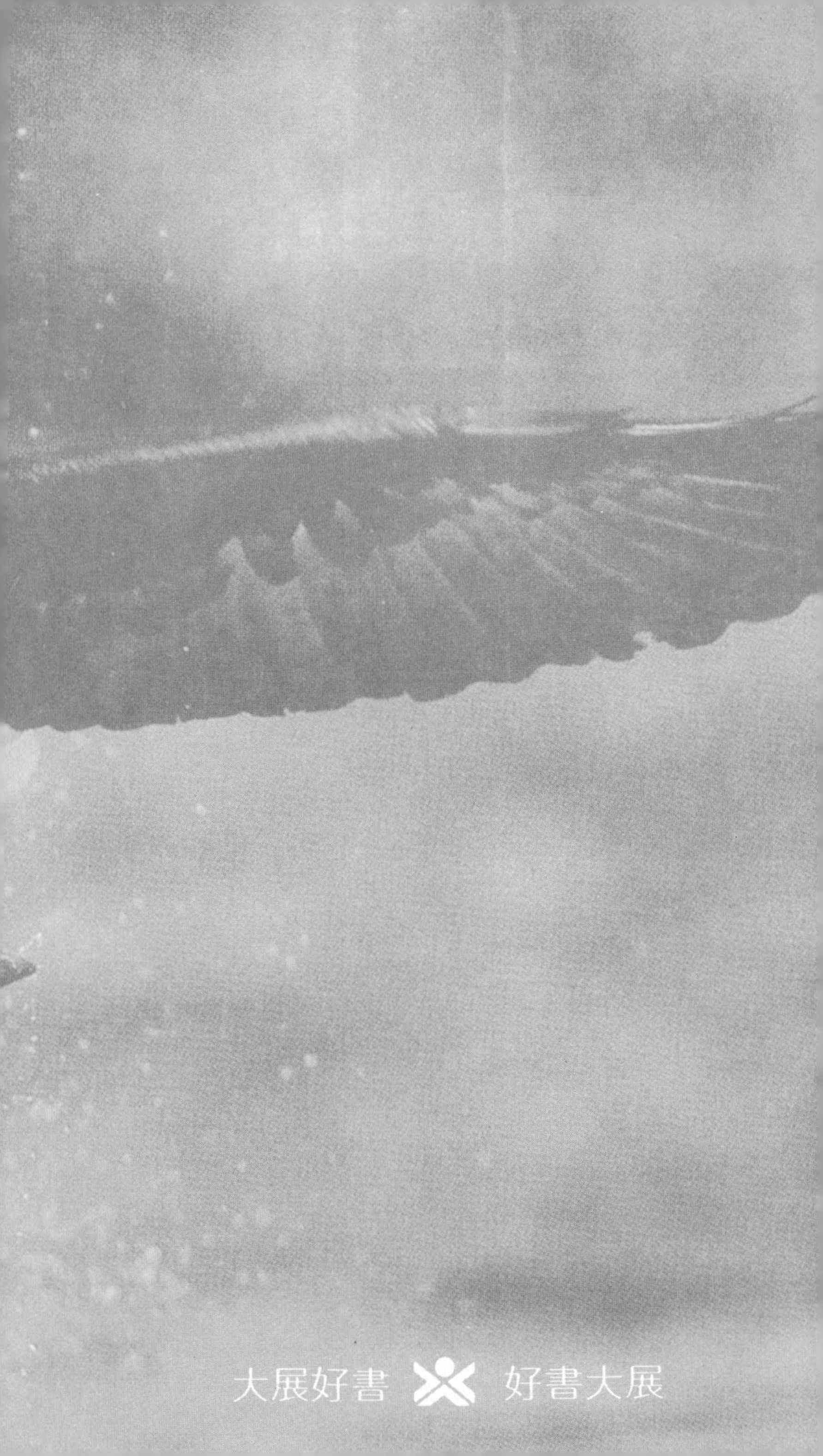
大展好書 好書大展

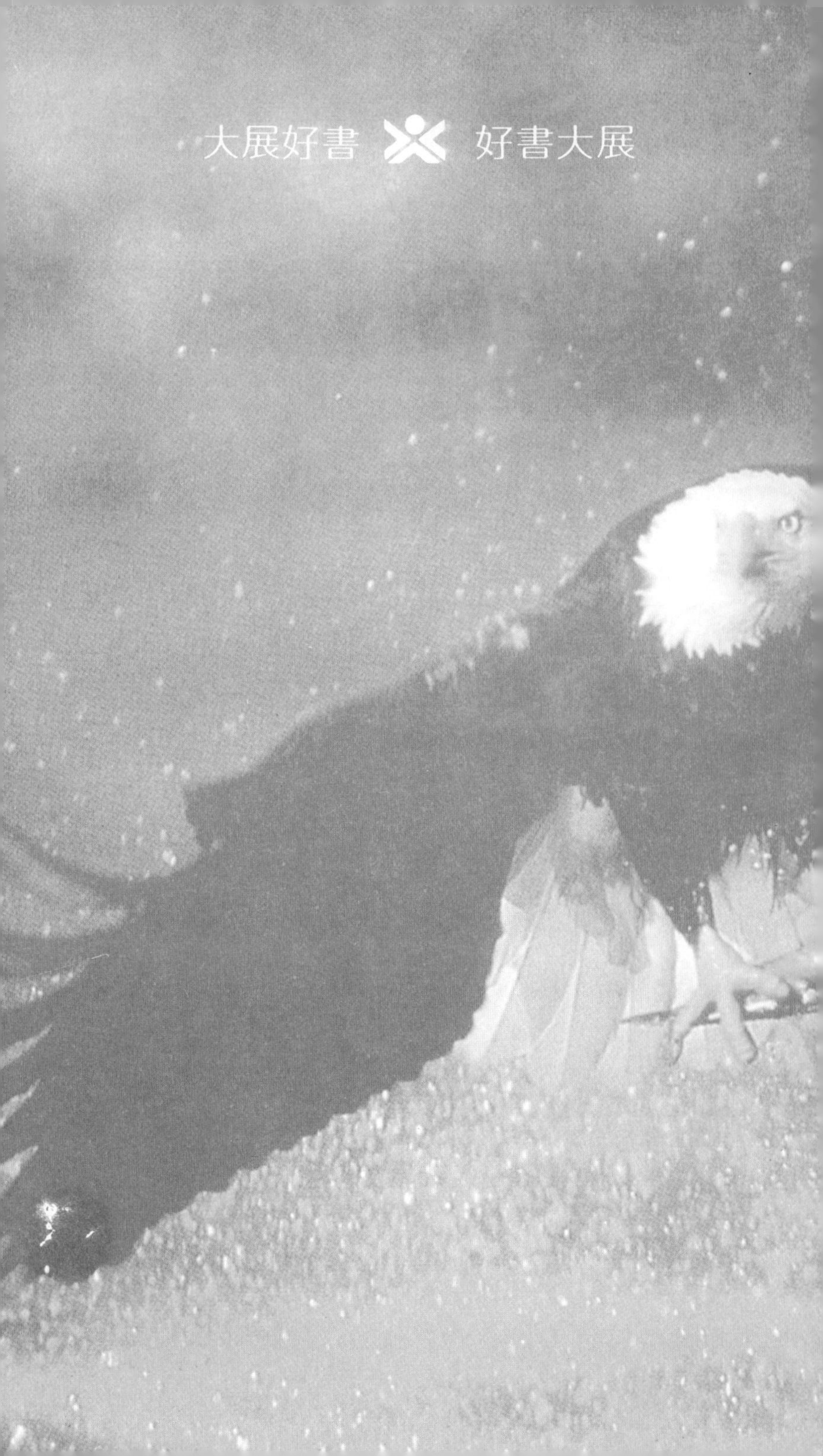
大展好書 好書大展

認識食物 掌握健康

廖梅珠／編著

健康天地 62

前言──「思考飲食」的推薦

「藥食同源」的中國思想，可在隋朝，揚上善所說的一句話中表現無遺：

「五穀、五畜、五果、五菜，用於充飢時謂之食，用於治病時謂之藥。」

換言之此文章為，穀物、畜肉、水果、蔬菜等，做為充飢之用時為「食物」，但是，食物充足之後，也是保持健康的藥劑。

我們在四十幾年前經歷了飢餓，充足；現在卻在飽食及美食的風潮中徘徊。實際上，對於健康的關心，是自古就有的。有關健康的各種資訊不勝其數，食品公害的議論也很盛行。在這樣的情況之下，消費者更加的疑惑，對正確的資訊更為渴求。

本書的目的就是在這樣的情形之下，冷靜的將正確的資訊傳達給消費者。

飲食生活和健康的關係有兩種不同的想法。一個就是獲得溫飽，換言之，就是物質欠缺時的營養學。所牽涉的問題那一種營養素必須要攝取多少以上。營養的啟蒙是指出熱量、蛋白質、維他命類的不足，並致力於滿足這些營養素。顯示這是營養攝取的最低下限，因而，稱之為「下限的營養學」。

這樣的營養啟蒙，之所以會做一百八十度的轉變，原因是大家都知道的。現在，熱量、脂肪、甜食的過量攝取，使得人們知道要控制熱量的過於攝取。這顯示不可以吃超過的上限準則，因而稱之為「上限的營養學」。

但是，在上限的營養啟蒙之中，也有幾種營養素的攝取並沒有上限的限制，且被鼓勵要多多食用的。像在豐富的飲食生活中，也往往容易欠缺的營養素，例如：維他命類、礦物質類、食物纖維、不飽和脂肪酸等等。當然，其中也警戒不可攝取過量的，

（例如脂溶性維他命類等）在現代的飲食生活之中，若由食品中攝取這些營養素，則往往沒有攝取過量之虞。

而且，在我們日常食用的食品之中，有的食品所含的成分，會因為獨特的生理作用，而對人體健康有益，或者是治療身體的不適。本書就是要針對那些食物做詳細的說明。再者，也將介紹中藥以及民間療法。

衣食無虞匱乏的現代人，卻必須思考飲食和健康，倒令人覺得奇怪。但是原因就在於我們變得富有。一旦有錢，想吃的東西，愛吃多少就可以吃多少。也就是在這樣的情況下，導致我們飲食的不均衡了。

為什麼？因為其他的動物可在肚子餓的時候，只吃牠們想吃的食物，而保持健康。只有人類仰賴自己的味覺及嗜好，這對健康有不良的影響，最後就變成壞動物。這主要是因為人類在長久的歷史中，以素材做料理，做成自己喜好的味道來食用，使得味覺、嗜好和營養生理間的關係變得稀薄。就這樣，我們人類攝取食物就不用頭腦思考了。這也是君臨動物界，獨占美味的人類所意想不到的陷阱吧！

幸運的是，人類具有創造出美味的能力，同時，也被賦予了「思考飲食」的能力。

本書是「思考飲食」的基礎，也具有簡易教科書的功能。

目錄

第二章　思考攝取

第三章　享受攝取

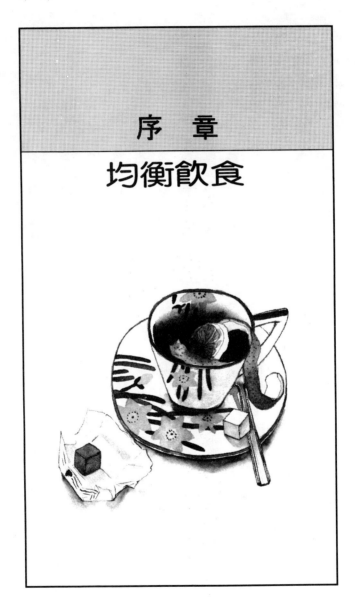

序　章

均衡飲食

食品充斥的時代，更有必要選擇吃

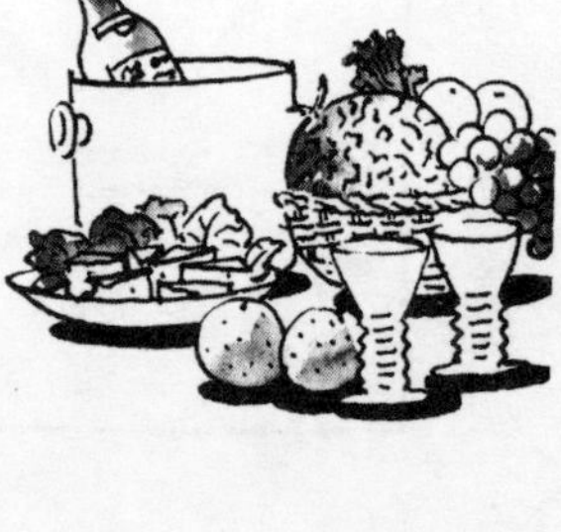

真正豐富的「飲食」，到底指的是什麼？對於「飲食和身體」可能每個人都曾一度做秘密的「改革」，像「改攝取天然食品吧」「想要解決維他命的不足」。最近，像「美食風潮」或「自然食風潮」等等，顯示人們對飲食生活的關心逐漸提高。在匆忙、壓力大的社會之中，首先產生的欲求就是飲食生活的豐盛，這也是理所當然。而且，不消說，飲食生活和健康有密切的關係。包括糖尿病在內，偏頗的飲食生活往往是疾病的成因；而且，在治療病之際，食事療法也是不可或缺的。具有正確的飲食知識、積極的正規飲食生活，並加以改善，是維持、增進健康的第一步。

那絕不是困難的事情。極端的飲食限制以及困難的調理方式，絕不是令人愉快的事。毋寧是要請各位，以少許不同的角度來重新審視我們日常所吃的食物。

飲食生活的改善重點有如下四種，非常簡單，每個人都可以馬上實施。

①具備營養素的基礎知識

②瞭解食物素材的營養價值

③注意營養均衡的攝取

④有效的調理食物，不要破壞營養素

大家每天都要吃飯，但是，到底有多少人注意到自己每天飲食的內容呢？要從具備營養素的基礎知識，慎審菜單開始注意。而且，如果能夠考量營養的均衡，調理時注意營養價值能夠有效率的吸收，那麼，你的飲食生活必定會大大的改變。

以前的人以經驗所瞭解的食物效能，有很多已經獲得了科學的證實，如果知道我們截至目前所食的普通蔬菜及水果，具有各種效能，那我們每天的飲食也將變得更有趣才對。現在的日本，每家商店陳列著很多的食品，乍看之下好像很豐富。但是，不合時令的室內栽培蔬菜，殘留農藥、食品添加物，以及愈來愈多的進口蔬菜中收穫後的農藥散布，隱藏著各式各樣的問題。

在這個食品充斥的時代，為了我們的健康，我們更要應用智慧，審慎的選擇食物。

瞭解營養素「均衡飲食」

所謂營養均衡的飲食，是下列五種營養素，能夠均衡、適量的攝取。

1. 蛋白質
2. 脂肪
3. 醣類
4. 維他命
5. 礦物質

此五種營養素的必要量各是多少呢？這因年齡、性別、運動量等而有所不同。在本書中，要針對成年女性（二十～三十歲）所必要的數值為基本做說明。那麼，首先針對各營養素的功能做敍述。

1. 蛋白質

是形成肌肉以及造血的重要營養素。由數百到數千個氨基酸的小單位串連而成。動物性食品（肉、魚、蛋）及豆類中的含量豐富。蛋白質每日的必要量是六十公克，這大概是下面食物所配合起來的量。蛋一個，牛奶一瓶，肉一片，魚一片，豆腐½塊，菠菜一〇〇公克，麵包一二〇公克。

2. 脂肪

主要是做為能量使用的營養素。沙拉油、奶油、魚、肉的脂肪部份，是我們日常所攝取脂肪的代表。但是，也有人因擔心膽固醇值過高或擔心身材過胖，而不攝取油脂的。但是，如果完全不攝取油脂，卻容易感冒，也是肌膚粗糙以及便秘的原因。如果只攝取動物性脂肪，那麼血液中的膽固醇會增加，故要多攝取植物性脂肪。一天的攝取量為十五～二十公克，相當於一大湯匙的量。

3. 醣類

和脂肪一樣，主要是做為能量使用的營養素。米、麵包、麵類、薯類、砂糖等的含量豐富。一天所需的能量是二〇〇〇卡洛里，而在普通的飲食之中，約三分之二是從醣類所攝取的。因此，想要減肥的人，首先要從飲食中減少醣類的攝取量。

4. 維他命

維他命是使先前所敍述的蛋白質、脂肪、醣類等其他的營養素，能在體內有效用所必須的有機化合物。維他命的種類A、B_1、B_2、煙酸、C等等。蔬菜、水果中的含量很豐富。因為體內無法合成維他命，所以必須努力的從食物中攝取，一旦不足就會出現各種症狀。一天的必要量大約是攝取約三百公克的蔬菜。（因蔬菜種類的不同，維他命的數值也或多或少有差異。

5. 礦物質（無機質）

礦物質的種類有鈣、磷、鐵、鈉、鉀等。鈣及磷是形成骨骼以及牙齒的重要營養素。其他則是形成身體的成分，或者像維他命一樣，具有促進其他營養素功能的效果。蔬菜、水果、竹筍類、海藻類含量豐富。

就像這樣，在此五大營養素之中，具有保持健康所不可取代的效果，因此，要毫無偏頗，均衡的攝取五大營養素。而且，儘可能在每一次的飲食中，都涵蓋所有的營養素，使食物加以配合。厚生省建議大家每天食用三十種的食品，這是因為，每一種營養素在混合攝取之時，比單獨攝取時的效果要來得高。舉一個維他命A做例子。因為維他命A，具有溶於油脂的效果，所以，比起單獨攝取，兩者同時攝取則較易為人體所吸收。紅蘿蔔是富含維他命A

的食物，比起生吃或單獨煮食，做成沙拉（淋上沙拉醬）或用油炒則比較好。

因此，早上只吃很多的生菜，中午只吃麵，這樣的飲食方式是不值得鼓勵的。早上可做麵包、蛋、牛奶、蔬菜等的組合。更為具體的飲食組合是主食、主菜、副菜（肉或者是魚、蛋、雜菜等）確實的攝取。最近，和食興起了一股風潮，而和食就容易做這樣的組合，所以才會被人們重新重視。

最近飲食變得歐美化，以肉食為中心等的動物性食品的攝取增加，高熱量、高脂肪的食品很令人擔心。而速簡食品、罐頭食品的氾濫，也使營養均衡攝取變得更加不易。原本，這些食品的優點是短時間就可以攝取飲食，對於忙碌的現代人，頗符合需要，所以廣為人們所接受，消費量也迅速的增加。

但是，這些食品的缺點，在於不是我們本身所調理的，也不知道維他命類等的營養素是否有被分解，是否有變化成能被身體所利用的型式。

由這一點來看，以縮短時間，追求簡便為考量的生活型態本身，是有檢討的必要。

豐富的生活，首先就必須充實每天的飲食生活。當然，不僅僅是量，在質的方面也要注意營養的均衡，以維持健康，預防疾病的身體為目標。為了做到這一點，不偏重速簡食品、罐頭食品，在飲食中配合生鮮食品，這樣的心態是很重要的。

但是，在日常生活中，為了每頓飯都攝取到五大營養素的攝取量，而一邊細細的計算食品的成分，並擬菜單，這是很難做到的。因此，在本書中將針對容易不足的營養素為重點做介紹。

最容易不足的是「維他命」「礦物質」。其主要原因是外食及現成食物的增加。這些食物都以保存及衆人的喜好為優先，因此往往使用過量的是容易保存的動物性脂肪、砂糖、鹽。據調查，日本人蛋白質及糖分攝取過量，相反的，維他命及礦物質卻不足了。

因此請下意識的將這容易不足的維他命、礦物質、溶入飲食之中，來改善您的飲食生活。

第一章

飲食攝取

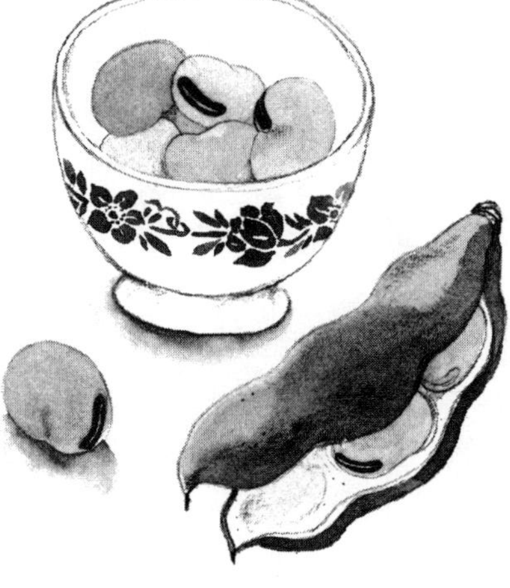

對周遭食物的看法也會改變

在此章「飲食攝取」中，為了使大家能實際攝取到對身體有益的食品，列舉出必要的資訊。具體上，以下列二者為重點：

①瞭解食物素材的養養價值

②愉快、有效的調理

在此章中所列舉出的食品，是富含現代人往往不足的「維他命」「礦物質」的蔬菜、水果及其他食品，共計四十六種。

這些食品較易獲得，是以周遭食品的觀點來選擇的。只要到一般的超市或水果攤，一樣一樣拿來看，會發現其不但具有各式各樣的效能，好像跟以前看不起它不太一樣哩！

對於每種食品，所敍述的主要內容包括該食物的營養價值、效能、食物的由來、生產地

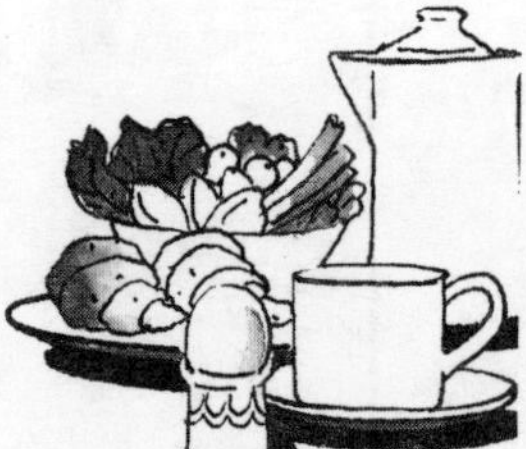

、季節、購買、保存的重點，以及美味的食用方式等等，較具特徵者。

得到各種食物的資訊之後，請配合你的生活型態，溶入實際的生活之中。在此一章中，介紹的畢竟是單品的效用及比較簡單的菜單，所以，不要只單純的攝取這些食物，而是當做一個重點，追加到你的日常飲食生活之中。如果，你是個早上只吃吐司和牛奶的人，可以再加上一種維他命含量豐富的蔬菜。或者，原本都只做成沙拉的蔬菜，可以和其他材料一起做成果汁。

與其極端的改變飲食生活，倒不如從改變材料的攝取方式開始，不知你意下如何？

再者，飲食生活的基本就是能享受到食物的美味。如果只優先考量營養面及效能，那就和將維他命劑及健康飲料擺在餐桌上並沒有什麼差別。因此，請各位務必試試各項目的「食用方式小記」，並應用到日常生活中。

再者，本書中所列的數值，來源的根據是「科學技術廳資源調查會編　四訂日本食品標準成分表」。

最適於簡易、輕鬆的攝取維他命C

草　莓

STRAWBERRY

●只要五～六粒，就攝取到維他命C的一日必要量

在草莓的營養價值中，首先必須要大書特書的，即是其維他命C的含有量。一百公克的草莓含有八十毫克的維他命C。其數值之高，在周遭的水果之中就只有檸檬能與之匹敵。成年女性每日維他命C的必要量是五十毫克，那麼只要食用七十公克（五～六粒）的草莓，就可以滿足必要量了。即使維他命C攝取過量也沒有關係。故爲值得大家多多攝取的水果。

維他命C不但具有預防感冒的效果，還可以抑制麥拉林黑色素的增加，故有預防黑斑、雀斑的功能。

其兼具酸甜的味道，最受人歡迎。甘味主要是葡萄糖及果糖，酸味則是以蘋果酸和檸檬酸為主。

●連蒂一起清洗

為了保持豐富的維他命C，處理時就不可以使維他命C流失。首先，

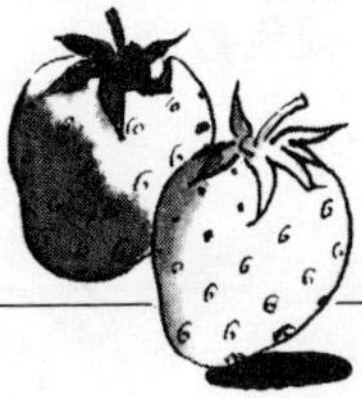

預防感冒、黑斑、雀斑
美肌、消除疲勞

【效能】

要選購色澤豔麗，蒂較挺的新鮮草莓。如果是受傷的，那維他命C也會減少。因為維他命C是水溶性的，所以，沖洗時要連蒂一起迅速的快洗。若將蒂摘掉再清洗，會變得水水的，維他命C也會流失掉。

品種以「女峰」「豐香」等最有名。主產地是栃木、福岡、靜岡、熊本、佐賀等縣。從露天栽培到石垣栽培，演變到室內栽培，現在已在許多區域廣為種植。

在室內栽培盛行的最近，一年到頭都可以在店鋪中買到。但盛產期在一月～三月。生食用的草莓，以日本產的品質最高。可沾果醬或做成果汁食用。但以生吃最能享受其美味。

食用方式小記

草莓的沙拉醬

【材料】草莓五十公克，鹽½小匙，醋一大匙，沙拉油三大匙。

【作法】將鹽、醋、沙拉油混合，用打蛋器攪拌均勻。將此慢慢的加到用篩子濾過的草莓中，並混合。

【建議】適合白蘿蔔及蕪菁沙拉。

連果肉帶皮營養價值高，很受歡迎

橘子

MANDARIN ORANGE

●溫州橘為正式名稱

平日所稱的橘子，正式的名稱是「溫州橘」，可說是水果中最為普遍的。聽說在美國叫「電視橘子」。此名稱的來源是橘子具有「用手就可以簡單的剝皮」「沒有種子」的優點，最適於一邊看電視，一邊輕鬆的食用。其不但容易處理，而且營養價值也非常優異，特別是二～三個就足夠維他命一天的必要量。維他命P的含量也很高。因維他命P具有強化血管的作用，所以對動脈硬化以及高血壓有效。絲中還含有許多的食物纖維，故連同絲一起食用，對便秘也有效。

其盛產期在水果欠缺的冬季，所以希望大家能夠常吃。

●將皮曬乾的「陳皮」是中藥

橘子的皮曬乾之後叫做「陳皮」，這可做為中藥，有各式各樣的效果。「陳皮」是將起皺的皮晒一個星期左右，在感冒的時候，將陳皮切得小

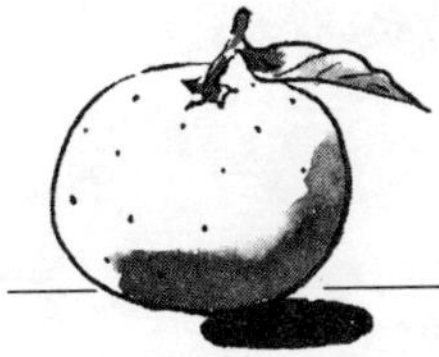

預防感冒、動脈硬化、高血壓的預防與改善，美肌、消除便秘

【效能】

小的，再加上熱開水，以及少許的砂糖來飲用，有很好的效果。

●在通風良好處可保存一個月

橘子可以保存較長的時間。在通風良好的地方可以保存一個月左右。

十月左右上市的橘子叫早生橘，到了十二月～三月就是一般的橘子了。普通的橘子酸味較強。因被果汁取代，所以最近橘子的生產量減少了。但是還是生吃，才可以吃到其高營養分。

小專欄

做為食用醋很活躍的橘子

在柑橘的果實中，主要以果汁做為食用醋利用的，稱之為醋橘。這醋橘因為很酸，故不適合生吃。但做為調味料使用，其甘涼、清爽的味道可為料理增色不少。在歐美一般使用檸檬；東南亞則使用酸橙，而日本最被重視的是臭橙、柚子等。

維他命潮流的主角，美容效果亦超群

檸　檬

LEMON

●維他命C的含量名列前茅

檸檬甚至被稱為維他命C的代名詞。在一〇〇公克的檸檬中含有維他命C九〇毫克，維他命C含量之高在水果之中僅次於柚子。維他命C的缺乏症之一是「壞血病」。在以前哥倫布的大航海時代，在長期的航程中，因沒有蔬菜及水果的保存技術，所以維他命就不足。之後，有一段插曲。船員們用檸檬補給之後，對船員是致命傷的壞血病也就遽減。

其獨特的強烈酸味是檸檬酸。檸檬酸具有消除疲勞，恢復體力的效果。而且，維他命C的漂白效果以及美肌作用，對美容有很大的效果。利用檸檬皮按摩肌膚，可使皮膚光滑，也可用來刷指甲、牙齒，洗淨效果極佳。使用過後的殘渣放在袋子中，可以泡澡用，這是簡單的活用法。

●廚房常備可發揮萬能效果

如果直接生食，那麼可能有很多人會覺得太酸而難以接受。一般最常

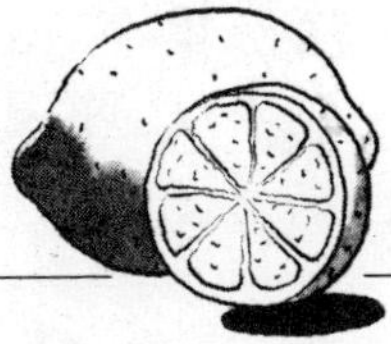

預防感冒、黑斑、雀斑 美肌、消除疲勞

【效能】

用的方式是切成一輪一輪的，放在燒烤食品旁邊，或者是擰汁到紅茶之中。另一個較積極的攝取方法是和蜂蜜、水混合，做成檸檬汁。市面上亦有方便的瓶裝檸檬果汁，請大家多多活用。

●選擇皮有彈性、色澤

購買時要選擇皮有彈性和色澤的，而且拿在手上有重量感。保存時可使用保鮮膜，請不使切口接觸到空氣。在料理的智慧方面，蘋果、梨子、香蕉等在削完皮後，可以淋上檸檬汁，可使上列水果不會變色。

食用方式小記

維他命C果汁

【材料】檸檬½個，番茄一個，芹菜二〇公克，鳳梨二〇〇公克，蜂蜜二小匙。

【作法】將檸檬、鳳梨去皮，和其他材料混合，放到果汁機中。

【建議】這些材料都含有豐富的維他命C。運動及抽煙的人每天都可以食用。

對肚子有益，卻隨處可見的水果

蘋　果

APPLE

●富含食物纖維果膠，故整腸效果很高

蘋果的種類很多，而且產量很大，所以很多人從孩提時代開始就對蘋果很熟悉了。甘味及酸味適度混合的味覺，以及咬的時候「卡」的一聲，那股帶勁的感覺，是使其能長久受歡迎的原因。其特徵是果膠及鉀的含量豐富。（乍見會以為其維他命含量豐富，但維他命含量在水果之中卻是屬於少的。）果膠可使腸的功能正常，降低膽固醇及脂肪。在便秘及下痢時，可連皮一起擦碎吃，很有效果。金屬的擦菜板易使味道改變，故請使用陶器的擦菜板。

皮的果膠含量豐富，故要養成連皮一起吃的習慣。當然，連皮一起吃時，要用水充分洗乾淨，可洗去農藥。鉀具有排出體內多餘鹽分的功能，這可以預防高血壓。配合果膠，對恢復血壓的正常有很大的效果。

●對消除疲勞也有效果

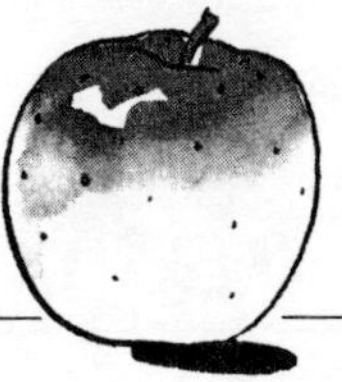

改善便秘、下痢、消除疲勞
高血壓的改善與預防，改善宿醉

【效能】

蘋果醋可以消除疲勞。如果時常配合蜂蜜飲用，則對整腸、減肥、預防二日醉很有效果。

選購要訣是堅硬且緊繃的，這是很重要的。顏色則因為品種及栽培方式不同，故不能一概而論。品種很多，有「富士」「果王」「國光」「紅玉」。保存時，要包好放入冷藏室中比較好。但是，如果和其他的水果接觸，則蘋果所發出的次乙烯，會使其他水果過熟，要特別注意。

生吃以及做成果汁是一般的攝取方式，可直接享受其美味。也可做蘋果派，蘋果醬等做為料理的材料，應用範圍也很廣泛。

食用方式小記

烤奶汁蘋果

【材料】蘋果½個，蛋黃一個，牛奶，砂糖各一大匙，奶油少量。

【作法】蘋果切成五公厘厚，塗上一層薄奶油，放入耐熱盤中，再將蛋黃、牛奶、砂糖混合，淋到蘋果上面，放到烤爐中烤十分鐘。

【建議】甜味是活力來源，如果和維他命B_1同時攝取，就不必擔心「肥胖」。

具淨化身體的功能，是夏天的主角

西瓜

WATER-MELON

●利尿作用效果很大

西瓜可以說是夏日水果的明星。不但其味道，就連形狀、模樣、顏色都非常的獨特。甚至在市場地攤排著大西瓜，就能令人湧出夏天的實感。非洲是原產地，因是從西方傳來的瓜，故寫成「西瓜」。英語叫「WATER MELON」。就如同其名稱一樣，西瓜有九成是水分，也含有適量的維他命及礦物質。於江戶時代，寬永年間傳入日本，据說沖繩及長崎是最早的登陸地點。

西瓜最具代表性的藥效，是消除浮腫的利尿作用。對於因高血壓、腎臟病、心臟病、尿道結石、懷孕等原因造成的浮腫很有效果。再者，若做成西瓜飴（請參照次頁），可做為藥，很容易攝取。西瓜飴除了有上述的功效之外，還有化痰、止喉嚨痛的功能。一日二～三回，每回各一～二杯，很有效哦。

●稍微冷卻，味道更佳

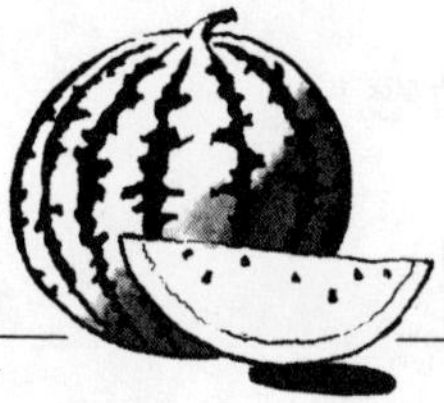

消除浮腫、利尿作用
安定血壓、喉嚨痛、痰的改善

【效能】

將西瓜稍微冷卻（約攝氏二十度）最為美味。以前還也可見到將整顆西瓜放在井中的情景，這是很理想的冷卻方式。現在雖然不能這樣做，但卻不可以長時間一直放置在冰箱中。

最近切西瓜的銷路很好。優點是可以見到內容然後再買。種子純黑，種子的周圍開始有些縫隙出現的最好吃。購買整顆時，可用手敲敲看，發出清澄聲音者就是上品。

不論如何，直接啃西瓜是最可口的食用方式。但做成果汁、果汁白蘭地混合酒等也很可口。獨特的紅色及豐富的水分最適宜飲料。將優格、檸檬、蜂蜜等合起來搖一搖，就成為清爽的飲料了。

食用方式小記

西瓜飴

【材料】三個西瓜用布擰過所得的汁。

【作法】將西瓜汁以中火煮五～六小時。要時常攪拌以免燒焦，煮到呈水飴狀。

【建議】此材料約可做成二〇〇CC左右的西瓜飴。直接食用，或泡開水飲用也很有效果。

疲倦時，來上幾粒吧！

葡　萄

GRAPE

●世界上最廣為人們所栽培的水果

在希臘的神話中，時常出現葡萄以及葡萄酒。葡萄的歷史很悠久，紀元前三〇〇〇年左右就已被栽培了。現在的主要產地是歐洲和美國。但在日本的山梨縣、山形縣、長野縣、岡山縣等地也有栽培。多的程度占世界中所有水果的五分之一。

就如同我們稱葡萄糖，葡萄的糖質很多，一〇〇公克中約含量是一四•四毫克。糖分是能量來源，故對消除疲勞及增進體力有效。而且，也富含鉀、磷、鈣、鐵質等礦物質，所以最適宜有貧血傾向的人食用。

葡萄乾的糖分、礦物質又提高許多，因此，病中病後的體力恢復，以及懷孕時的營養補給，務必要攝取。飯前來一小杯葡萄酒，也有促進食慾的效果。

●清洗乾淨連皮一起吃比較好

像蘋果也是一樣，大部份水果的果皮都有很高的營養素。在味道方面

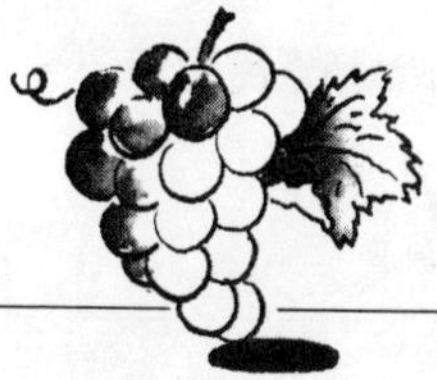

消除疲勞、增進體力、改善貧血、增進食慾

【效能】

，有很多是果皮和果實之間那部份很好吃的。吃葡萄剝皮是日本人的習慣，但產地的人，以及在外國，葡萄都是連皮一起吃的。

●品種多樣化

日本產的品種以「巨峰」「甲州」為最普遍。和「德拉華葡萄」「馬斯卡特葡萄」一起裝飾夏天的店舖。選購時要選藤新鮮的，而且果粒的皮有彈性，上面有一層粉的。

當然，生食是很好的食用方式，但做成果汁或酒來攝取也很有效果。而最美妙的莫過於獨特的葡萄顏色，可以將餐桌裝飾得多彩多姿。因為容易壞掉，所以保存時放入冷藏庫比較好。食用時則比常溫稍微冷一下則較美味。

食用方式小記

葡萄果汁

【材料】葡萄五〇〇公克，兩片切成輪狀的檸檬片，水一杯。

【作法】將一粒粒洗淨後的葡萄放入鍋中搗碎，再加入水及檸檬，待煮沸後，再以中火煮四~五分鐘。用濾布過濾時不要擰。

【建議】可以加冰塊，或加碳酸飲料或葡萄酒。

葉片是自古以來有名的消除疲勞民間藥

枇杷

LOQUAT

●高卡洛里含量

產期是晚春到初夏之間。中國為原產地，於平安時代傳到日本來。以九州為中心所栽培的稱茂木枇杷，果實較小。長崎、鹿兒島、佐賀等地為主要產地。以本州、四國為中心而栽培的，稱之為田中枇杷，千葉、愛媛、高知等縣都有栽培，體積比茂木葡萄大。

在營養價值方面，其卡洛里的含有量在所有的水果之中是名列前茅的。在一○○公克中，含有四○○IU的維他命A。

生食具有止咳化痰的效果。症狀嚴重的時候，將葉片、冰糖加入枇杷的汁中煮，用來飲用，效果更佳。而且，枇杷葉也被視為民間藥，有各式各樣的使用方式。將枇杷葉乾燥過後所做成的枇杷藥，有消除疲勞、預防感冒、增進食慾、利尿作用等功效。

●不適保存

買的時候請選購有色澤，果實肥厚而且沒有傷口的。表面有毛也是很

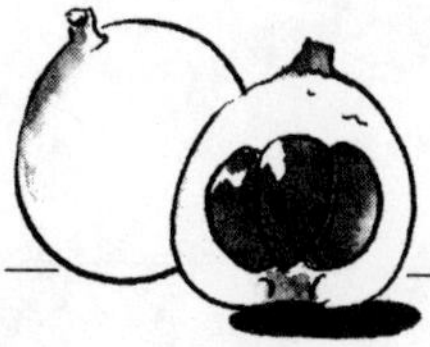

止咳、化痰、消除疲勞、預防感冒、增進食慾、利尿作用

【效能】

重要的。再者，因為枇杷的皮很薄，容易碰傷，所以不適保存。而且，放到冰箱中，顏色也會改變，因此，買的時候，只購買馬上可以吃完的量是比較好的。

枇杷一般都是用手剝掉皮生食。可能有很多人都會覺得其種子很大。的確，以果實的大小相比，種子看起來是比其他水果的種子要來得大的。但是，因為皮薄，所以，比起夏天的橘子、香蕉，可食用的比例還要多。

再者，另外尚有一個特徵，枇杷的果汁一但沾到了衣服，就很難清洗乾淨。因此，請注意不要沾到衣服了。

請趁著盛產期，好好攝取這甜味和酸味獨特組合的美味吧。

食用方式小記

枇杷優格

【材料】枇杷兩個、純酸乳酪一五〇CC、檸檬汁、蜂蜜各一小匙。
【作法】枇杷剝皮，拿掉種子，切成適當大小，和其他材料一起放到果汁機中打。
【建議】在優格（酸乳酪）的成分之中，具有整腸作用，枇杷對便秘特別有效果。

維他命C、A豐富

柿子

PERSIMMON

●對二日醉、暈車、暈船有效

講到柿子就想到秋天，柿子可以說是秋天的風物詩。在日本，人們自古以來就食用柿子，在營養價值方面，富含維他命C及A，醣類的含量也很豐富。食用一個柿子，大致就可以滿足一天的維他命C的必要量。在效能方面，對二日醉及暈車、暈船，可以發揮很大的效果。在喝酒之前，食用一～二個柿子，可以預防飲酒過量。在二日醉的時候，吃柿子也可以清醒。再者，因具有維他命C和A的效果，故也可以預防感冒。

但是，有人說不可以吃太多的柿子。因為會使身體變冷，所以對容易流產的人、風濕症、神經痛的人是不太好的。但是，這指的是食用過量時的情形。如果一天一～二個，那麼其效果是可以期待的。

●乾柿、柿葉效果大

澀柿子是做成柿乾來攝取的。維他命A是生柿子的兩倍（但維他命C

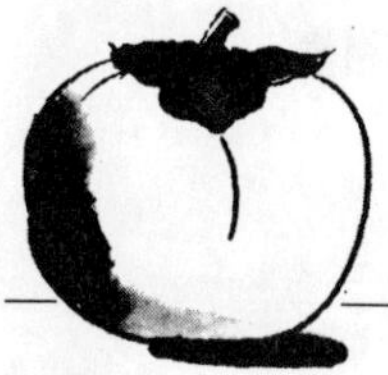

二日醉的預防及改善、暈車、暈船的改善、預防感冒、動脈硬化、高血壓的改善、利尿作用

【效能】

卻沒有了）。而且，柿子的葉片中含有多量的維他命C，做成茶來喝，可以活潑新陳代謝。亦具有改善動脈硬化、高血壓及利尿作用的效果。

上市的柿子有富有柿、次郎柿、平核無柿等等。保存時以密封在袋內放入冷藏庫中為佳。這樣大約可以保持一個星期。蒂尚留在果實上的較新鮮，因為在果肉和果皮之間有澀味，所以皮不可以吃。

●也可以應用於料理上

生食是最為普遍的食用方式，但也可以拌醋或醬，或做成沙拉來吃，為使味道及顏色不變化，在料理時，切了後就馬上吃掉，這是重點。

食用方式小記

柿子、高麗菜果汁

【材料】柿子一個、高麗菜二〇〇公克、檸檬¼個。

【作法】柿子、檸檬去皮，和高麗菜一起放到果汁機中打。

【建議】柿子可以提高利尿作用，對老化廢物的排泄很有幫助。下痢時要避免飲用此果汁；但是，二日醉時，早上喝一杯，最具醒酒效果。

肉類料理後，促進消化的甜食

梨子

PEAR

●對促進消化很有效

多汁味甜是梨子的魅力所在。其特徵是水分占了九〇%，含有消化酵素。可以幫助肉類的消化，故最適合做飯後的甜點。

梨子的藥效，最有名的是解熱作用。因感冒而發燒喉嚨乾時，吃梨子很有效果。

因二日醉而喉嚨乾時，梨子也有效果，因此，和前面的柿子配合，可說是對付酒精的貴重水果。

再者，因含有天門冬氨酸，故對消除疲勞也有效果。也有利尿效果。無論如何，梨子可以說是使身體清爽最適宜的水果。

西洋梨和日本梨相較，醣類多了若干，味道比較沈。以前，在市面上做成果子露、糖漿等加工品占壓倒性多數，但是，最近在水果店也時常看到擺著生食用的梨子。

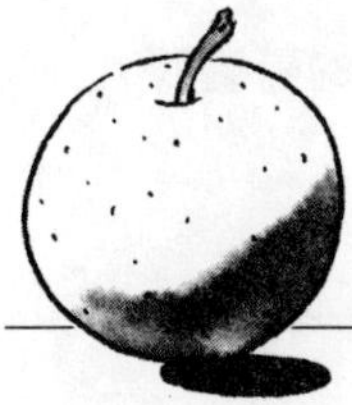

促進消化、解熱作用、二日醉的改善、消除疲勞、利尿作用

【效能】

●冷卻可以保存較長的時間

梨子的選購重點是皮的彈性、色澤，以及果實的堅硬度。盛產期是八月到九月，但到十月底左右仍可以看到。

保存時請密封放入冰箱中。冷卻後比較好吃，有的品種可以保存二個星期。最受歡迎的品種是「二十世紀」。其他的如幸水、豐水等也很普遍。

西洋梨比日本梨更容易腐敗，一定要放在冷藏庫中保存。味道很香，和日本梨有不同的風味。

食用方式小記

梨子、芹菜果汁

【材料】梨子一個、芹菜三〇公克、鳳梨一五〇公克。

【作法】梨子、鳳梨去皮。將材料混合，放到果汁機中打。

【建議】梨子可促進正常體液的分泌，潤喉解熱，止痰化咳的效果。但是也有使身體變冷的作用，故要注意。

別名「樂園的果實」，產於南國的營養源

香　蕉

BANANA

●優異的整腸作用

談到香蕉，大家馬上會浮起「很甜」的印象。在一〇〇公克的香蕉之中，醣類含量高達二二・六公克，所以也就怪不得那麼甜了。但是，食物纖維的含量也很豐富，因此，整腸作用超群。不但甜，而且對肚子也很好，因為這樣，所以小孩子特別愛吃。

當然，對大人而言，也是輕鬆而高營養價值的普遍食物。而運動選手在競技之時會攝取，也證明了其卡洛里以及高營養價值。

而且，也含有豐富的礦物質（主要為鉀、磷）及維他命A。效果方面，則可以改善高血壓、肌膚的粗糙。可養成每天在吃飯前食用二～三根的習慣。但是，食用過量有使身體變冷之虞，故要注意一下。但是，相反的，也可以利用此效果。

因感冒而發燒時，和蜂蜜一起攝取，則同時有解熱及營養補給的作用。

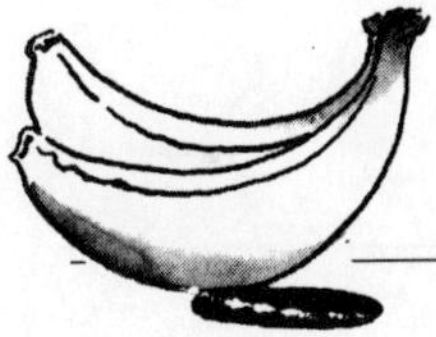

整腸作用、便秘的改善、肌膚粗糙的改善、高血壓的改善、退燒

【效能】

●不可放入冰箱中

因為這種水果長在炎熱地區，故請不要放到冰箱中。買的時候，不要買四角的，而是要選購圓一點的，這比較甜。當然，腐敗是不行的。但如果各處有一些斑點，則表示熟得恰恰好，剝皮時很好剝的最好。

最近，香蕉在一年四季都可以看得到，但以初夏時候的香蕉最好吃。因為輕鬆及零食的感覺，所以生食是最普遍的。但是，如果做成果汁，或者是加上酸乳酪（優格），則更好吃。夏天時，冰涼之後，就成為美味的甜點了。

食用方式小記

烤香蕉

【材料】香蕉一根、砂糖、檸檬汁、沙拉油各一小匙。

【作法】將香蕉放在錫箔紙上，淋上砂糖、檸檬汁，並將沙拉油輕輕的塗在表面上，放到烤箱中烤五分鐘。

【建議】可以淋上水溶性的澱粉濃稠果汁（橘子等）。

具整腸作用效果的水果

鳳梨

PINE-APPLE

●甚至有鳳梨減肥的

在前一陣子，鳳梨減肥非常的流行。鳳梨含有分解蛋白質的酵素，在食用了肉類料理之後，可以幫助消化，也就是因為這樣的效果，所以才會被人拿來減肥。

為了減肥而收到迅速的效果，我並不表贊同。可是，對於下痢以及治療消化不艮的整腸作用，鳳梨卻是很貴重的水果。

只是，此酵素在加熱後就會失去活性，因此，不要食用罐頭製的。生的用來炒肉時，也要快炒，這是很重要的。

鳳梨含有檸檬酸，適量的酸味，可以增進食慾。

但是，如果吃了未熟的鳳梨，則舌頭會有刺辣的感覺，這是草酸鈣的緣故。如果是完全成熟者就沒有問題。

●食用方式簡便

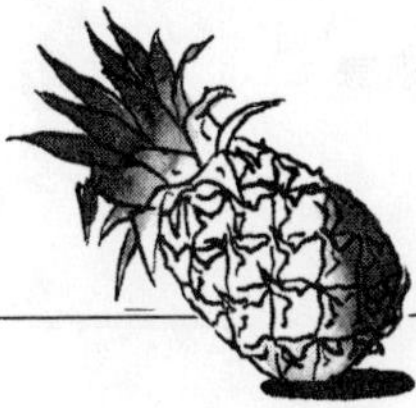

促進消化、整腸作用、增進食慾、改善下痢

【效能】

鳳梨以前以鳳梨罐頭為主流。但是，最近則是菲律賓產的生鳳梨較多。可能有的人會覺得買一個鳳梨太重了。但是，與其買切好的，還是買整顆帶皮的比較好吃。

選購的重點是皮的溝很深，表皮紅色有光澤，葉子新鮮的。在切的時候，與其切成輪狀，倒不如縱切，切成一塊塊像船的形狀，這樣子味道比較不會跑掉。而且，沿著皮的溝來斜切則比較好切，但卻很少人知道。況且，食用時的口感也較佳。

生食當然美味，但稍微過熟的，則最適宜打果汁，特別是和優格最適合。

食用方式小記

芹菜、鳳梨果汁

【材料】鳳梨二五〇公克（½弱）、芹菜五〇公克、檸檬¼個。

【作法】水果去皮，加上芹菜，放到果汁機中打。

【建議】芹菜的維他命、礦物質，在蔬菜中都名列前茅。但做成料理卻不易攝取，故最適宜打果汁。鳳梨的甘味可以去除芹菜的青臭味。

充滿美容、健康的要素

奇異果

KIWI

●維他命C含量特別多

原本奇異果的原名「KIWI」，在紐西蘭是鳥的名字，因為水果的形狀和那種鳥很類似，因此而得名。

其最受矚目的營養，莫過於維他命C的含有量。在一〇〇公克的奇異果中，含八〇毫克的維他命C，和草莓並列，在水果中也是屬於高含量等級的。這樣的高含量可以預防黑斑、雀斑，促進肌膚的美化。

因為含有分解蛋白質的酵素，故在食用肉類料理後，可以使胃清爽。而且，硬得不易入口的肉，浸泡在奇異果的擰汁中二〜三小時，就會變軟。

除此之外，也均衡的含有食物纖維、維他命A、E、葉紅素等多種營養素。因此，可以說是美容、健康、消除疲勞最適宜的水果了。希望大家時常攝取。

●容易保存的貴重寶物

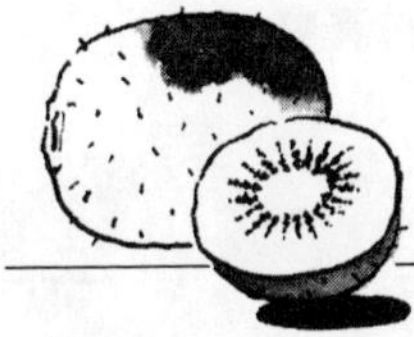

預防雀斑、黑斑，美肌效果，消除疲勞，感冒的預防

【效能】

在水果之中，奇異果也是較耐長期保存的。可放在冷藏庫三～四個月都沒有問題。剛開始是由紐西蘭進口的，但是在日本，已經有取代橘子生產的傾向，產於愛媛、福岡、大分、佐賀，和歌山等地。

●先買硬的，等待食用時機

食用時機，是輕輕的觸摸，如果成熟到像耳根那麼軟的時候就可以吃了。買的時候先買較硬的，然後放在家裡等著讓它成熟。如果想使其迅速成熟，可和蘋果或香蕉一起放入袋中，可促其早熟。隨著日本的產量愈來愈多，價格也漸漸的普遍化。不僅可以生食，也可以加到料理之中。特別是做成果醬或果凍，其獨特的綠色可以點綴餐桌。

食用方式小記

奇異果果凍

【材料】奇異果一個、凝膠粉二•五公克、砂糖十三公克、水九十CC、梅子糖漿二小匙。

【作法】奇異果去皮，薄切成輪狀。在鍋內放水、砂糖並點火。待砂糖溶解，加入溶解在三大匙水中的凝膠粉，再放梅子糖漿。將其倒到已放了奇異果的果凍成形器之中，待其冷卻。

【建議】輪切的奇異果可以展現出新鮮的顏色。

木瓜素分解酵素保持胃的清爽

木　瓜

PAPAYA

●幫助肉的消化

木瓜可以說是熱帶水果的代表。原產地是墨西哥。但日本市面上的，幾乎都是夏威夷產的。

營養價値方面，維他命C的含有量很高。一〇〇公克中六五毫克的數値，排在草莓及奇異果之後，也是很高的。更具特色的是含有分解蛋白質的分解酵素——木瓜素。在肉類料理之後食用，可使胃變得清爽（對於有潰瘍的人，則不適合）。但是，要注意的是，此木瓜素的成分，只能在木瓜未成熟的時候發揮功能。而且，在調理前，木瓜素也有使得肉類變軟的功用。請將肉浸泡在木瓜擰出來的汁中二～三小時。之後再做調理，則肉會變得即柔軟且好吃。

可能有人會對其臭味，覺得有些介意，這臭味可以藉著淋上檸檬汁而消失，再加上檸檬汁的酸味，味道會更令人回味無窮，您不妨試試看。

●也可當做洗臉乳液使用

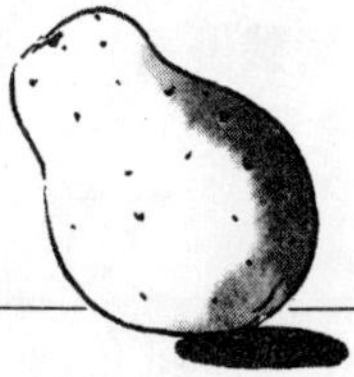

促進消化、美肌效果

【效能】

利用木瓜素的效果，也可做成美肌用的乳液。主要是針對油性皮膚的人。將木瓜的果汁塗在臉上，過一段時間再洗掉，可以去除臉的油脂，達到美肌的效果。據說在菲律賓，木瓜亦被用來治療發疹，或長雞眼。

熱帶水果的盛產期，會給人在炎熱季節的印象。但是，因為進口沒有特別的時間限制，因此，一年到頭都可以買得到。熱帶的水果（香蕉也是一樣）會使身體變冷，故食用過量就不太好了。

買的時候要選購表面有光澤、果實飽滿多肉的。如果有皺摺，或者體積太大的都不好。如果要生食，則變成橙黃色的時候才可以吃。

食用方式小記

木瓜、豆漿果汁

【材料】 木瓜八〇公克（約1/4個）、豆漿一五〇cc、檸檬汁二大匙、蜂蜜二～三小匙。

【作法】 將木瓜去皮，取出種子。混合所有的材料，放到果汁機中去打。

【建議】 木瓜素酵素的功能，可以促進豆漿的消化吸收。適宜胃腸及肝臟弱的人食用。而且，對便秘亦有效果。

亦被稱之為森林的奶油，營養優異

鱷　梨

AVOCADO

●因健康風潮而一舉成名

前一陣子甚至出現了鱷梨手捲壽司，迅速的席捲了日本人。從皮的外觀來看，讓人很難去親近它，但是，鱷梨之所以會那麼受歡迎，是有原因的。因為其營養價值之高，簡直可以在水果界中稱王。

在營養價值之中，首先要大書特書的，是脂肪含量很高，約占全體的二成。而且，因為是植物性脂肪，所以沒有膽固醇之虞。也含有豐富的鉀和維他命E，可使血壓下降，防止動脈硬化。也含有其他多種的維他命、礦物質，所以，被稱之為森林中的奶油。

況且，更含有豐富的食物纖維，故可以改善便秘，使腸子的功能正常。在便秘的改善方面，很多人都仰賴藥物，但是，在此要推薦大家務必食用此鱷梨，不但含有很多的食物纖維，而且也可以攝取到其他的營養素。

●下功夫研究多樣的食用方式，促進體力

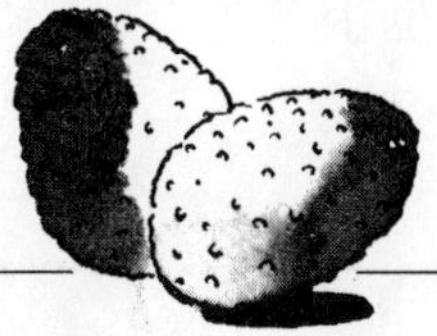

增進體力、美肌、血壓的正常化、便秘的改善

【效能】

普通是切成二半，用湯匙挖來吃最為簡便。不甜，且舌頭會有黏稠感，與其說是水果，倒不如說是較接近蔬菜的感覺。對於那些不習慣於單獨食用的人，可以將其搗碎成糊狀，塗在麵包上以取代奶油，或者是做成沙拉的材料，或者是加到手捲壽司之中，總之可以下些功夫，使得鱷梨較易攝取。和鹽及油的配合性也很好，所以也可以做成小菜。

可說最適宜病中病後的營養補給了。而且，沒有調理的閒暇之時，也可以利用做為簡單且營養價值高的正餐。

單從外觀，它很難判斷到底是不是成熟得可以吃了，這是美中不足之處。大約是綠色變成幾近於黑色的深綠色，那大概就可以吃了。

專欄

榴槤（Durian）

榴槤被稱之為熱帶水果中的「國王」。大小和橄欖球差不多，特徵是表面有很大的刺。在馬來語之中，Duri是刺，AN是果實的意思。這種乍見之下很奇妙的水果，肉質很像乳脂（CREAM CHEESE），卻發出像腐敗的蛋那樣的惡臭味，但是卻擁有不可思議的魅力，只要吃過一次就永遠忘不了，是價格昂貴的進口品。

水果中最佳的「醫生」

杏

APRICOT

●杏林是醫生的意思

在中國，「杏林」指的是醫生，但是，名副其實，杏是營養價值很高的食物。

特別優異的是，維他命A的效力很高。生的杏，在一〇〇公克中，維他命A的含量是五六〇ＩＵ，晒乾的杏也有三七〇ＩＵ。這對消除疲勞及增進食慾很有幫助。

而且，晒乾的杏含有多量的礦物質。在水果之中，鉀、鐵、磷的含量最高。想要多多攝取礦物質的人，可以攝取晒乾的杏。除此之外，杏對寒冷症及便秘、粗糙肌膚的改善都很有效，對於女性所時常有的一些症狀，杏可以說是綜合有效的水果。晒乾的杏含有很高的卡洛里，食用之後可以變為優秀的能量，所以，在運動過後，食用了二～三粒，可以消除疲勞。

是可以常備的水果之一。晒乾的杏可以泡到熱開水之中使其還原。

●不容易生食

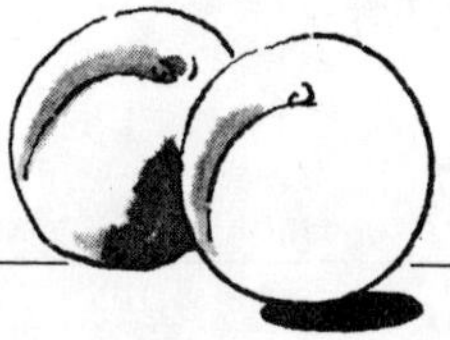

寒冷症的改善、消除疲勞、增進食慾、改善便秘

【效能】

營養價值這麼高的杏，為何在餐桌上卻見不到以杏為材料所做的正式料理出現呢？因為，杏一旦成熟了之後，就很不容易保存。因為杏馬上就會過熟，所以從產地出貨的時候還是很硬，但是，擺在店舖才慢慢成熟的卻不好吃。所以很少做為生食。因此，罐頭、或晒乾的杏在市面上比較普遍。

如果要享受生食的美味，直接食用在樹上成熟的，亦或是到商店去，找到時間剛剛好，很紅而且熟透的杏。

雖然不易以生食的方式攝取，但做成杏仁醬或果子露，味道卻相當的好，也是應用很廣泛的水果，請各位務必要試試看。

食用方式小記

杏仁醬

【材料】 杏一公斤、砂糖六〇〇～七〇〇公克、水三杯

【作法】 將杏用水沖洗乾淨，切成二半，除去種子。放到鍋子和水一起煮，砂糖分為三次放。

【建議】 將杏用篩子過濾之後再煮，可以比較細。因顏色會變壞，所以，水滾了以後，煮二十分鐘左右就可以了。

藥效之多，豔冠群芳

梅　子

PLUM

●被視為常備藥的梅子

在二日醉的時候，有很多人會將梅子泡到熱開水中來喝。自古以來就流傳下來的「梅子」的效果，多得不勝枚舉。而便當中所放的梅子，實際上是為了防止飯的腐敗，這你知道嗎？

對二日醉有效，是因為梅子中檸檬酸的功能。因為檸檬酸可以活潑身體的代謝，所以對消除疲勞很有幫助。

而便當中使用梅子以防其腐敗，這也是梅子中所含的有機酸，具有殺菌效果的緣故。談到梅，最為普遍的就是晒乾的梅子，雖然只是一樣，但是效力卻多得令你意想不到哩！

在感冒發燒的時候將梅子用鋁紙包好下去烤，烤完之後再注入熱開水，對退燒很有效果。再者，於梅子中放入蔥、大蒜，再以熱開水沖泡，也很有效果。

●外用也有大效果

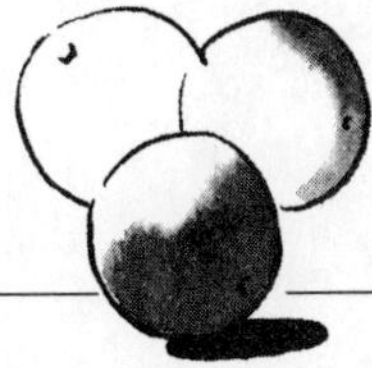

消除疲勞、二日醉的改善、殺菌作用、解熱、神經痛、胃弱、四肢冰冷的改善。

【效能】

梅子酒是很普遍的攝取方式。對於身體容易疲倦的人、胃弱的人、四肢冰冷的，每日飲用梅子酒，可以改善其症狀。味道也很好，所以也可以當飯前酒。另外，梅子酒做為外用藥也很有效果，對神經痛以及風濕症，可用梅子酒做貼著的濕布，有很好的效果。因感冒而喉嚨不舒服時，用梅子酒做濕布，覆在患部上，會使症狀減輕。

●對於生梅要注意

但是，生的梅子會產生有害物質，直接食用會引起中毒，要加工成梅子或梅子酒之後才可以吃。雖然市面上有很多的加工品，可以很容易買得到。但也可以試著去買生的梅，自己加工做看看。盛產時期是初夏。種類繁多，有做梅子酒用的，有醃漬用的等等。購買時，請選購色澤漂亮，沒有受傷的。

食用方式小記

梅子泡蜂蜜

【材料】梅一公斤、蜂蜜一公斤

【作法】將生梅泡在水中一個晚上，以去除其澀味。拂掉水氣，除去種子，和蜂蜜一起放入廣口的保存瓶中，均勻的混合之後，再密閉。剛開始的七~十天，每天稍微搖一下，使其均勻。

【建議】放一個月以上就可以食用了，可用冰水或熱開水稀釋來喝。

營養價值高居所有蔬菜之冠

菠　菜

SPINACH

●維他命A、C含量豐富的綠黃色蔬菜的代表性角色

在綠黃色蔬菜之中，菠菜特別以營養價值高而聞名。漫畫卡通中的大力水手，也因為吃了菠菜而變得力大無窮。其第一個理由是葉紅素的含量很高，以維他命A換算，在一〇〇公克的菠菜中，含有一七〇〇IU的維他命A，這已占了成年女子每日必要量一八〇〇IU的九成以上。而且，維他命C也很豐富，在一〇〇公克之中含量六五毫克。除此之外，維他命B_1、B_2、鐵質、鈣等也很豐富。幾乎包含了所有我們常常會不足的營養素，在這一點，菠菜是很值得時常食用的蔬菜。

對年輕女性所常見到的貧血、便秘、虛弱體質等症狀，也有改善的效果。而且，最適於預防感冒。最近，可以防止肺癌的效果也很受到矚目。特別是對於老煙槍，攝取愈多像菠菜這樣含有葉紅素的蔬菜，肺癌的發生率就愈低。

●煮食比較好

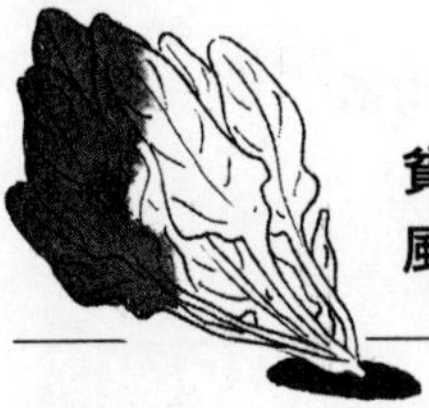

貧血、虛弱體質、便秘、消化不良、風濕症、痛風的改善、感冒的預防。

【效能】

菠菜雖然具有很高的營養價值，但卻有個缺點，亦即生食有股很強的澀味。這澀味有部分是因為草酸的緣故，大量攝取草酸，則草酸會在體內和鈣結合，容易形成結石。但如果用煮的，則可以去除草酸，因此要避免持續的生食，而改採煮了之後才吃。

大約一年四季都可以看得到，但這是西洋品種。葉形較圓，葉色較濃綠。而日本品種的產期是一～二月。葉子細長帶有甘味。這兩種都要購買葉色新鮮，葉片有彈性的。保存時，用濕紙包好，再套上塑膠袋，放入冰箱中。

或燙或炒，或做菜汁，有各式各樣的調理方式，總之，是希望大家能多多攝取的食物。

食用方式小記

菠菜、蘋果果汁

【材料】菠菜一五〇公克、芹菜一〇公克、蘋果一個、檸檬少許。

【作法】蘋果、檸檬去皮，和菠菜、芹菜一起放到果汁機中去打。

【建議】維他命C、鐵質豐富，對貧血很有效。因為菠菜之中有草酸，所以請不要每日飲用。

長壽之源，營養價值均衡

南瓜

PUMPKIN

●維他命、礦物質含量豐富

南瓜是營養價值很高的綠黃色蔬菜，葉紅素（可在腸內轉變為維他命A）、維他命B_1、B_2、C及礦物質的含量均衡。在近年來的健康風潮之中，南瓜更加的受到注意，甚至連西點屋也推出了「南瓜派」，這也是風潮的代表之一。南瓜含有很多的糖分，也可以做為點心的材料。澱粉主要是糖，但也還含有蔗糖及還元糖等甜味很強的糖，因此和其他的蔬菜不一樣，是比較甜的。

有個傳說：「在冬至的那一天吃南瓜，可以長壽。」這是因為南瓜可以從夏天保持到冬天，在欠缺蔬菜的冬天也可以在菜市場看到，因此，冬天吃南瓜可以補充營養的不足。因為南瓜具有溫暖身體的功能，所以，做成湯來喝，對四肢冰冷症有效果。而且，在感冒的時候，也具有恢復體力的效果。

●東方南瓜和西洋南瓜

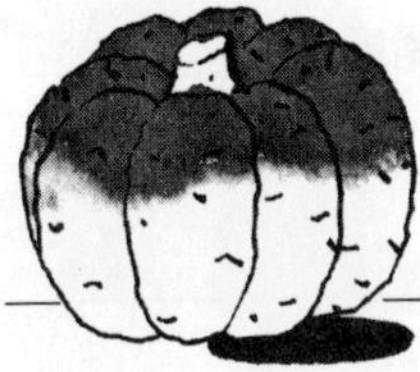

感冒的預防、體力增進、四肢冰冷症的改善，貧血的改善

【效能】

東方南瓜的形狀凹凸不平，西洋南瓜則像球一般。東方南瓜的原產地是墨西哥，而西洋南瓜的原產地是秘魯。一般而言，西洋南瓜較甜，味道和栗子相近，因此，又被稱之為「栗子南瓜」。以營養價值來看，西洋南瓜的醣類、維他命A效力、能量都比較高。

除了前面所說可以做西點、做湯之外，也可以大幅度應用到布丁等的西洋食品，或炸南瓜、味噌湯、或和其他食物下去煮的和式料理。選購的重點是皮硬，且色澤深濃的。據說蒂愈小愈好。

如果是購買已經切好的，那麽要選購果肉比較密實的。特別是在冬天，可做為貴重的維他命，積極的做為料理的材料。

食用方式小記

炸南瓜

【材料】南瓜四〇〇公克、可溶的乳酪五〇公克、蛋白一個、藕粉兩大匙、鹽少許。

【作法】將南瓜切成四公分塊狀，下去蒸並撒上鹽巴，每一個都放在濕布巾上，用手搗碎，再包上切得很細的乳酪，順序沾上蛋白、藕粉，以一七〇度的高溫油炸。

【建議】請適當的添加芹菜。

強化體力，料理應用範圍廣泛

洋　蔥

ONION

●獨特的味道正是體力的來源

在西洋的蔬菜之中，洋蔥可以說是日本人最熟悉的蔬菜之一了。原產地為中亞，據傳，是在明治時代正式輸入日本的。

在營養的特徵方面，和大蒜一樣具有增強體力的效果。在洋蔥和大蒜之中，所發出的共通獨特臭味，是硫化丙稀基成分，此成分可以促進維他命B_1的吸收。這是其之所以有增強體力效果的緣故。而切洋蔥的時候會流眼淚，也是因為此硫化丙稀基的揮發成分，刺激了眼睛粘膜的緣故。

另一個特徵是具有鎮靜作用。平時，容易失眠而無法熟睡的人，可將切碎的洋蔥放在枕頭下面，可以鎮靜神經，收到安眠的效果。

●料理活用範圍廣泛

不用說，洋蔥在和、洋、中國等料理上被廣泛的使用。在一〇〇公克的洋蔥之中，含有七・六克的醣類（這在蔬菜中是很高的數値），因此，

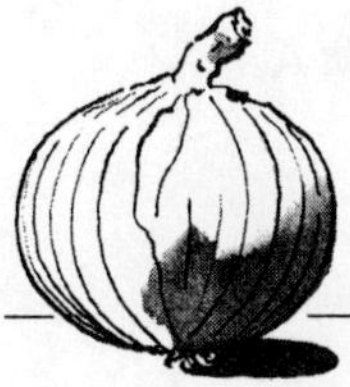

強化體力、安眠效果、
肌肉疼痛的治療、便秘的改善。

【效能】

一旦加熱，就會出現甜味。其特有的甜味是其他蔬菜所沒有的，因此在料理上是彰顯主角的重要配角哩。

但是，如果是為了上述增強體力的效果時，則建議生食較好。可以切碎或切片，但即使是切片，如果使水分流失過多，則效果會減少。

●外用也有效果

外用方面對肌肉痛有效。將同量的洋蔥、白蘿蔔、生薑一起用擦菜板擦碎，做成濕布貼在患部上。

除此之外，時常食用，也可以改善便秘的體質。

食用方式小記

洋蔥醬

【材料】洋蔥兩個、大蒜兩個、生薑一片、奶油兩大匙、調味料（醬油、酒各四大匙，米酒一大匙）。

【作法】將洋蔥大蒜切成薄片，生薑切碎。用奶油炒，加上調味料煮到滾即可。

【建議】澆到炸鮭魚上，可使得洋蔥的甜味更加美味。

以變化多端的料理攝取維他命A

紅蘿蔔

CARROT

●葉紅素豐富的健康蔬菜

紅蘿蔔的名字由來，是因為其顏色形狀和朝鮮人參很像（註：在日文發音中這兩者的發音完全相同）。但是，這兩者卻是完全不一樣的。紅蘿蔔的營養成分，被稱為葉紅素的寶庫，如果換算為維他命A的效力，則相當於成年男子每日必要量的兩倍。即使是在綠黃色蔬菜之中，它也是具代表性的維他命A的供給源。除此之外，尚含有豐富的鈣、鐵、磷等，對貧血的改善也有幫助，是健康的根莖類蔬菜。

葉紅素可在人體內變化為維他命A，其成分主要是對高血壓的改善、夜盲症的治療，以及消除便秘，另外，對預防感冒也有效果。而且，根據報告顯示，葉紅素也具有抗癌作用。此有用的葉紅素成分，靠近皮的部分含量很多，因此，記得削皮的時候請利用削皮器削薄一些。另外，其也具備一項特質，和油一起料理過的比起生的吸收率要來得更高，因此並不一定非得做成沙拉不可。

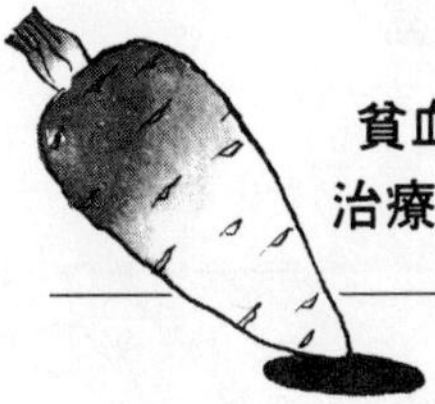

貧血的改善、高血壓的改善、夜盲症的治療、便秘的消除、美肌、感冒的預防。

【效能】

●紅蘿蔔的葉子比根要來得更加營養

在我們一般所食用的紅蘿蔔之中，有粗短矮胖形狀的西洋種，和味道很甜，鮮紅色的東洋種。西洋種的營養價值較高，最近有一種迷你紅蘿蔔很受歡迎。表面平滑有光澤，顏色較深者為上品。頭的部分如果發青，則表示發育不足，因此味道也就遜色。放到塑膠袋，置入冰箱中冷藏，可以長期保存。實際上，紅蘿蔔的葉片部分也有營養，甚至比根莖部分要來得豐富，因此，請不要丟棄而要好好的加以利用，但是，卻很難買到有新鮮葉子的紅蘿蔔。

因紅蘿蔔帶有甜味，而且紅色又可為料理增色不少，所以，做為料理使用時應用範圍很廣。可以生吃，可以炒，可以炸，可以煮，真可謂是十項全能。

食用方式小記

紅蘿蔔布丁

【材料】紅蘿蔔五〇公克、蛋一個、生奶油、牛奶各一大匙、奶油、鹽、胡椒各少許。

【作法】將用擦菜板擦碎的紅蘿蔔泥上，加入蛋、生奶油、牛奶混合，再加入鹽及胡椒。將此倒入塗上薄薄奶油的布丁成型器之中，在烤箱中烤十二分鐘。

【建議】再加上炒菠菜，良質蛋白質含量變得更高。

維他命、礦物質含量豐富

青　椒

GREEN PEPPER

●夏日的能量來源

青椒的語源是法文的「PIMAN」。其意思由來是「不太辣，大型且有甜味的辣椒」。維他命A和C以及鐵和鈣的含量也很豐富，是營養價值很高的綠黃色蔬菜。做為夏日恢復體力，消除疲勞的食物，效果超群。

在一〇〇公克的青椒之中，維他命A效力和番茄並駕齊驅，維他命C的含量將近檸檬的兩倍，不但可預防感冒，做為美容食品，也最適宜預防高血壓及動脈硬化，對糖尿病以及視力的強化也有效果。特別是和油的適合性很高，所以用油炒，可以充分的攝取到維他命，不會浪費掉。因此，為了補充夏天的體力，務必推薦各位這道菜。

青椒的綠色是來自於葉綠素，但是，逐漸成熟之後，紅色色素會增加，而漸漸變紅。這種紅色青椒適合做沙拉或和其他食物一起煮。亦有黃青椒品種的，光欣賞這多采多姿的顏色，就夠令人興奮了。

●選購時要仔細看蒂

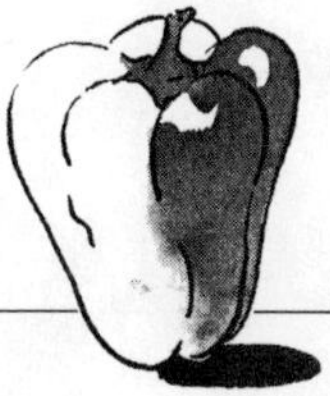

消除疲勞、預防感冒、美肌、
高血壓、動脈硬化的預防及改善。

【效能】

顏色深、有光澤、彈性且肉質厚的青椒品質較好。仔細看蒂的切口，選購較新鮮的。保存時請用塑膠袋包好，放到冰箱之中，原則上以保存一個星期為宜。

因為塑膠薄膜覆蓋栽培，所以一年到頭都可以看得到，但最好吃是在夏季。也是很適合家庭菜園的蔬菜。

●想辦法去除味道

調理時，最基本的方式是縱切為二，再用手除去蒂和種子。要切細絲時，請從裡面縱切。若要切成輪狀時，先連同種子一起橫切，再將種子除去。利用油來炒肉，不但可使其味道變得柔和，風味也大增，必定讓人食指大動。最具代表性的是中華料理的青椒炒肉絲。（青椒用切細的肉絲炒辣）。

食用方式小記

青椒沙拉

【材料】青椒五個、沙拉油。

【作法】去除青椒的種子，縱切為二，放在塗上一層薄薄沙拉油的鐵板上，以二五〇度C的烤箱，約烤二十分鐘，在熱的時候淋上。

【建議】沙拉醬如果淋太久顏色會變得不好看，因此，在冰箱中冰了十五分鐘以後即可食用。

對便秘及美容可以發揮效果

番　茄

TOMATO

●以番茄汁維持健康

有句西洋的俗語：「番茄變紅，醫生的臉色就發青了。」這指的是食用番茄就不會生病的意思。可見人們將番茄視為一種很健康的食品。

其主要成分是碳水化合物，也含有許多的食物纖維、果膠，有整腸作用及消除便秘的效果。除了維他命及礦物質之外，也含有氨基酸以及芸香苷的成分。在維他命類方面，在一〇〇公克中含有C二十毫克，而且，番茄尚有一個特質，即使長久保存C也不會遭到破壞。

此C的效果和芸香苷的作用，可以降低血壓，在高血壓的改善上，番茄可以說是最適合的蔬菜。C以外的維他命，含量雖不多，但都是珍貴成分（B_6、F、P），具有美肌的效果。

特別是番茄汁最受人歡迎，恰到好處的酸味可以促進胃酸的分泌，引起食慾，對消除疲勞，增強體力也可以發揮效果。

●除去種子和皮再煮

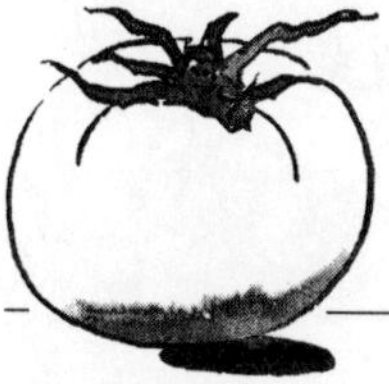

整腸、健胃作用、消除便秘、高血壓的改善、美肌、增進食慾。

【效能】

因溫室栽培的盛行，所以一年到頭都可以吃得到，但露天栽培的盛產期是夏天。有變紅成熟的品種，以及變黃成熟的品種。最近紅的品種較受歡迎。而一口大小的迷你番茄也很受歡迎。整體形狀圓圓的、皮有光澤、顏色均勻者為上品。蒂呈綠色且挺直是新鮮的。如果不新鮮的話，那麼蒂呈黃色且枯萎不挺直。

生食是最好的，但也適宜用炒的、用煮的，或用奶油烤。要和其他食物一起煮的時候，選完全成熟的，先用湯燙過一次，除去種子，不但口感變佳，也可以消除魚、肉的臭味。

加工品方面，除了番茄汁之外，也有番茄醬，以及果粒番茄罐頭等。

專欄

冷凍

冷凍這種優秀的保存智慧，對於豐富飲食生活，使其合化有很大的貢獻。而不適宜冷凍的蔬果可以加熱，水果則可以使用砂糖等方式來保存。再者，藥用類（蘿蔔絲、生薑、大蒜等等）生的就可以直接冷凍。

澱粉可防止維他命C的流失

馬鈴薯

POTATO

●退治多餘的鹽分

馬鈴薯的名稱由來，是其形狀很像馬所掛的鈴。換言之，其名稱是在傳承地——雅加達所命名的。

主要成分是澱粉質，但和甘藷相比，甜度較低，所以可配合任何的料理，也可以當做主食。是含有維他命B_1、C及鉀等礦物質的優良食品。特別是其尚具有另外一樣特徵，即使加熱，也會因為澱粉的防衛，使得維他命C的損失減到最小。

鉀可以抑制體內多餘的鈉的作用，所以是現代擔心鹽攝取量過高的飲食生活中不可或缺的蔬菜。

自古以來，人們就認為馬鈴薯對胃腸病、高血壓、腎臟病及貧血等都可以發揮藥效。事實上將馬鈴薯搗碎而擰出汁液下去煮，以及馬鈴薯萃取精華，也有被當做藥物來服用的。

●活用品質的特徵加以調理

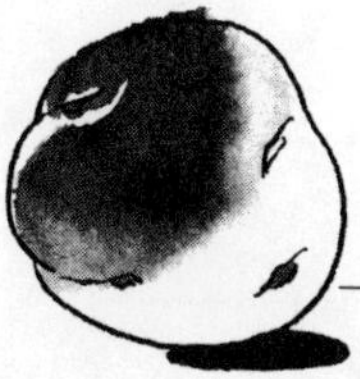

預防成人病、胃腸病的改善、
高血壓的改善、腎臟病（浮腫）的改善。

【效能】

具代表性的品種是男爵以及五月皇后。春天生產的，像乒乓球大小的新馬鈴薯，味道特別好。建議各位活用其特徵，分開做調理。

圓形表面凹凸不平形狀的男爵，口感清脆是其特徵。適合做馬鈴薯粉以及油炸。而細長表面比較平滑的五月皇后，即使煮也不會爛糊糊的，最適宜和其他的食物一起煮。新馬鈴薯因為水分較多，所以適合油炸，或用炒的。

買的時候，要選擇表面有彈性，沒有傷口及皺摺的上品，保存在通風良好之處。常溫下可以長期保存。

馬鈴薯的芽之中，含有引發中毒症的茄砸成分，因此，在調理之前，要確實的將芽去除乾淨。

食用方式小記

烤馬鈴薯

【材料】馬鈴薯一個、奶油一小匙。

【作法】將馬鈴薯徹底洗淨，連同皮在電子爐上加熱一分鐘。同鋁紙包好，在烤箱中烤約七分鐘，在上面劃個十字形，將奶油放入。

【建議】也可以配合肉類料理。

對感冒有效

甘　藷

SWEET POTATO

●烤甘藷是美容聖品

甘藷的名稱由來，是十七世紀初被傳入日本之後，於薩摩（鹿兒島）地方廣被栽培的緣故（日文中，甘藷和薩摩的發音是一樣的）。也稱為蕃薯。

其主要成分是碳水化合物，其中澱粉質很多，也含有大量甜味成分的蔗糖以及葡萄糖、果糖等等，因此，吃的時候很甜而且乾爽美味，但如果食用過量，則會有燥心的情形出現。

在營養方面，富含維他命C及鈣，以及對改善便秘有效的纖維，這是其特徵。特別是每一〇〇公克中含三十毫克的維他命C，含量之高足以和夏天的橘子匹敵。C的效果可以預防感冒、動脈硬化，而且可以防止雀斑、黑斑。

而且，在黃色品種（黃金芋）之中，含有豐富的葉紅素，因此也可攝取到預防夜盲症有效的維他命A。

●冬天貯藏的甘藷很美味

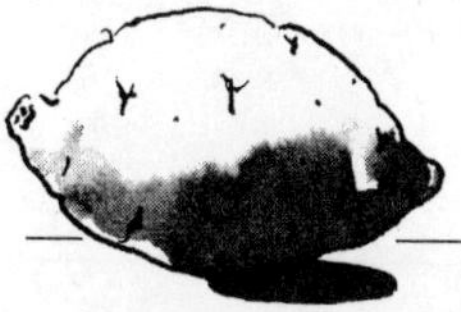

改善便秘、預防感冒、預防動脈硬化、美肌、預防夜盲症。

【效能】

這原本是適合溫暖風土的作用，但是，包括北海道在內，全國各地都有各式各樣的品種被栽培著。盛產期是秋天，但拜貯藏技術的進步之賜，所以一年四季都可以看得到。特別是貯藏後而水分變少的冬季甘藷，味道最佳。

●常溫保存為重點

要分辨是否好吃，可以選擇皮色有光澤，比較胖的，表面光滑，較硬的。愈胖味道愈美。可以報紙包好以常溫保存。但長期放在十五度C以下的地方卻不太好。

連同皮一起的烤甘藷、蒸甘藷都是大家所熟知的零食，但是，不論和、洋、中菜，甘藷都是可以廣泛使用於各種料理的便利蔬菜。利用做為過年料理的金團時，可將皮厚厚的削掉，除去黑筋，用水沖洗，可以預防變色。

食用方式小記

甘藷蛋糕

【材料】甘藷一〇〇公克、葡萄乾（泡水還原過者）、生奶油各一大匙，奶油一小匙、肉桂少許。

【作法】將甘藷削皮，用搗碎器搗碎，加入其他材料混合。放在鋁箔的杯中，用烤箱烤五～六分鐘。

【建議】是輕鬆易做的蛋糕。

便宜且美味的健康蔬菜

豆芽菜

MALT

●由豆類所發育的美味營養食品

豆芽菜是將豆科的種子，浸泡在水中，於陰暗處使其發芽而形成的。原料的豆子以大豆及綠豆為主流，但最近以價格便宜且容易栽培的黑豆為中心。最近，沙拉所時常吃到的苜蓿，也是豆芽菜的同類。

將營養價值高卻不易消化的豆子，使其發芽變得可口，這真是很好的法子，而且可以生成在豆子狀態所不包含的維他命C，氨基酸的含有量也增加，可說是一舉兩得的食品。除此之外，亦含有鈣、植物性蛋白質、鐵質、維他命B_1、B_2，可以預防貧血、成人病、便秘及感冒，是具滋補強壯、消除疲勞效果的食品，很受歡迎。

而且，可以生食的苜蓿，不但可以攝取到毫不損失的維他命C，也含有普通豆芽菜之中所沒有包含的維他命A效力。

●不要一直放在水中

因為豆芽菜是工廠中所生產的蔬菜，所以一年四季都可以買得到，味

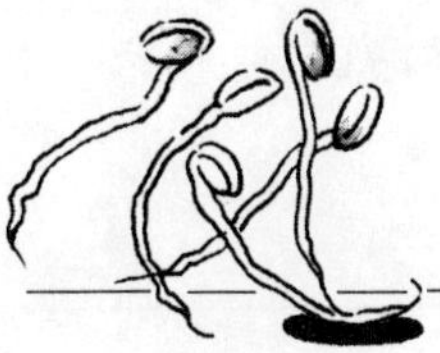

貧血的預防及改善、成人病預防、便秘、感冒的預防及改善、滋補強化作用。

【效能】

道及價格都很安定。而且沒有殘留農藥之虞，是很好的營養品。

良質品的特徵是莖粗大且白壯。如果豆子開開，或莖呈黑色者，那麼味道就遜色許多了，因此，也要好好的檢視鬚鬚的部分是否有變色。

如果一直放在水中，則維他命C會溶解出來，因此調理之際要特別的注意。保存時，以塑膠袋包好，放到冰箱之中，但不耐長期保存。

豆芽菜適合做中華及韓國等具民族風味的料理，以及和風的醋物及小菜。那股在牙齒中的咬勁最具魅力，所以，調理之際不要加熱太久。可能有些麻煩，但若將鬚根取掉，不但吃起來美味，而且看起來也較漂亮。

食用方式小記

豆芽菜和豬肉的油炸

【材料】豆芽菜二〇〇公克、豬肉二〇〇公克、醬油兩大匙、酒一大匙、砂糖少量、蛋一個、麵粉四大匙、藕粉六大匙。

【作法】將豬肉絞碎，依序加上材料，最後再混入豆芽菜，捏成一口大小的丸子，以一百七十度的油油炸。

【建議】豆芽菜有綠豆和大豆兩種，兩者皆是營養食品。摘掉鬚根再使用。

含對胃潰瘍有效的維他命U

高麗菜

CABBAGE

●維他命U——其名就是高麗菜

高麗菜的意思是如頭形的蔬菜，在為數衆多的西洋蔬菜之中，是日本人最為熟悉，且大幅度應用到料理上的蔬菜。

在營養面上，最明顯的是一〇〇公克之中含四四毫克的維他命C，含量非常的豐富。但是，這只是平均値，因高麗菜的各個部位之不同，其含有量也有差異。含量最多是外側的綠色部分，此部分也含有葉紅素，再加上C的效果，維他命A的效力也可期待。除此之外，也含有維他命K，以及蔬菜之中罕見的容易吸收的鈣，以及纖維質。因此，是對感冒的預防、貧血的改善、便秘的解除、美容等都很有效的健康蔬菜。

含有珍貴成分維他命U也是其特徵之一。此成分也被用以做為醫藥品的名稱，叫做高麗菜，對胃及十二指腸潰瘍的預防及治療很有效，生食較不會損及維他命。

●將心拔出來，再一片片的剝開葉子

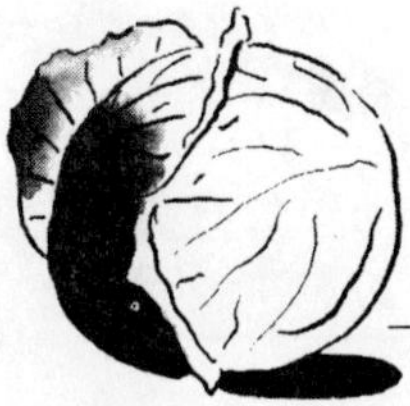

預防感冒、改善貧血、解除便秘、美肌、胃、十二指腸潰瘍的預防和改善。

【效能】

高麗菜因種類的不同，生產時間也有差異。外側的葉片有光澤，捲得密實，有重量感者為良質品。冬季高麗菜的產期是二月。而盛夏到秋天所上市，很受歡迎的高山高麗菜則為其同類。相對於此葉片柔軟，適於生食的新高麗菜則在春天上市。除此之外，尙有用於沙拉，顏色鮮豔的紫色高麗菜，以及維他命C含量是高麗菜三倍，一口大小的高麗菜芽。

保存時，裝入塑膠袋於冰箱中冷藏。

料理的應用範圍非常的廣，可生吃、煮、炒、醃漬，皆可發揮其風味。

為了順利的一片片剝開葉子，可以將心鑿空，讓水流到中間的孔去，再由外側按順序剝開葉子。

食用方式小記

辣味的高麗菜炒燻豬肉

【材料】高麗菜七〇〇公克、燻豬肉四片、沙拉油三大匙、紅辣椒（除去種子）一根、鹽一小匙。

【作去】將高麗菜切碎，放到冷水中，使水氣充分的跑出來。先炒燻豬肉，再加上高麗菜，灑上調味料。

【建議】不讓水氣跑出來的秘訣在於火的大小，用強火快炒最宜。

食物纖維含量豐富，可預防大腸癌

牛　蒡

BURDOCK

●牛蒡的纖維可以退治致癌物質

牛蒡的原產地遍布歐洲及亞洲，但是做為食用只有日本而已。像是金平牛蒡及精進料理、柳川料理等，是傳統的日本料理中不可或缺的素材。

雖沒有引人注目的營養，但食物纖維的含量豐富。纖維具有整腸作用以及控制膽固醇的重要功能，故其效用可說是絲毫不遜於營養素。可以消除便秘、預防糖尿病，最近也證實其也具有預防大腸癌的效果，使得牛蒡的評價更高。

牛蒡獨特的咬感，是碳水化合物的一種——菊糖所致，此成分具有提高腎臟功能的作用，因此也具利尿效果，可以消除水腫。時常食用，可使得體內的老化廢物排出，因此，也是美容聖品。更含有增強體力的成分。

●削皮時儘量削薄

牛蒡適宜土深且肥沃的土地，有京都的八幡牛蒡、堀川牛蒡等品種。

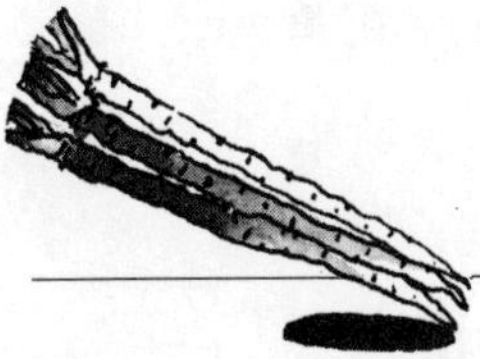

整腸作用、消除便秘、預防癌症、美肌、消除浮腫。

【效能】

買的時候務必要選粘有泥土的，直徑約十圓硬幣般修長的牛蒡。靠近根的部位有裂痕是空心的牛蒡，要避免。

調理時要注意的是皮的處理方式，愈靠近皮的部位，香味及風味就愈佳，所以用刀背輕輕的削去表皮即可。

●泡水可以去除澀味

因為澀味很強，所以切了之後就馬上泡在水中，如果滴上醋再燙的話，顏色會較白。做為止咳化痰的妙藥也很有名，那就是牛蒡汁。

食用方式小記

牛蒡蒸蛋

【材料】牛蒡一根、蛋二個、調味料（酒¾杯、料酒、醬油各一大匙強）。

【作法】將牛蒡切細絲，將所有的調味料合起來煮沸之後，再放入牛蒡，以文火煮，最後再從旁邊倒入蛋，並熄掉火，蓋上蓋子用熱氣蒸。

【建議】若加上牛肉，就變成柳川風的日本料理。和茄子也很對味。

和洋中菜，縱橫四海的名配角

蔥

WELSH ONION

●「蔥湯」是感冒的特效藥

原產地是中國，自古以來即被栽培做為食用及藥用，蔥也可以說是東洋蔬菜的代表。使用於料理時，雖然都只擔任配角，但卻是對和、洋、中菜，能夠突顯出各項料理風味的萬能蔬菜。

和大蒜一樣，其特有的香氣是硫化丙稀基所致，此成分具提高維他命B_1的吸收，以及能量體力來源的優異效能。

洋蔥的綠色部分，具有維他命A（葉紅素）及C的營養素，所以，請和白色部分積極的攝取。

藥效多得不勝枚舉，但在民間療法方面，以感冒的特效藥最為有名。因洋蔥具有使身體發熱的效果，喝了洋蔥湯之後，身體會溫熱，流汗、發燒也會減退。對四肢冰冷及肩膀酸硬的人也有效果。

●當做藥使用時要用水沖

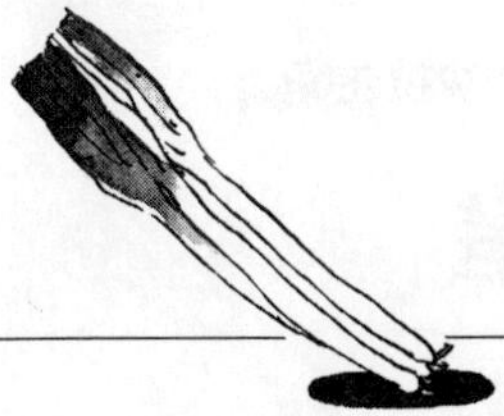

感冒的改善、四肢冰冷症的改善、肩膀酸硬的改善。

【效能】

蔥也稱之為白蔥或根深。栽培時適合土壤肥沃，這樣子陽光照不到的部分會比較多（白色部分）。主要是在關東地區很受歡迎的品種，反之，關西品種稱之為葉蔥，以綠色柔軟的葉子較多的品種較受歡迎。

較有名的品種有群馬所栽培的下仁田蔥、九州的博多蔥。

買的時候要看白色部分是否堅實，有無光澤，以及有沒有彈性，白色部分和綠色部分要明顯分開，且形狀筆直的比較好。若是葉蔥的話，則一直到脫端皆呈綠色者為上品，圓蔥容易損壞，故要早早使用。

要利用做藥時，可以切得極細，用布包起來，用流水輕輕沖洗之後再使用，這稱之為晒蔥。

食用方式小記

蔥和玉蕈炒奶油

【材料】蔥兩根、玉蕈一袋、奶油兩大匙、醬油一大匙。

【作法】將蔥切成四公分長度，將奶油加熱，放洋蔥下去炒，加上玉蕈，以醬油調味。

【建議】其香味也可以促進食慾。蔥具有消除疲勞、溫暖身體的效果，所以在感冒時可多多食用。

維他命含量豐富的沙拉主角

萵苣

LETTUCE

●維他命E對身體很好

一年到頭都可以看得到，柔軟的葉片幾乎沒有任何的不好味道，這就是萵苣。只需要沖洗乾淨，隨即可以食用，因此很受歡迎，是沙拉的主角。

主要的營養成分是包括葉紅素在內的維他命類，鈣、鐵質等礦物質，是營養價值也很安定的蔬菜。特別是維他命E的含量非常的豐富，此成分，即使加熱也破壞不多，因此，使得萵苣的調理方法擴大，除了生食之外，也可以做各式各樣的料理，對攝取量的增加很有幫助。

維他命E的優異效果，是圓滑血液的循環，和防止體內脂肪的酸化。萵苣含有豐富的維他命E，這是其之所以成為美容聖品的原因。

萵苣的催眠效果很有名。實際上，在萵苣的白色汁液之中，具有微量卻有催眠效果的成分，被視為對神經過敏症有效果。

●用手撕碎萵苣的葉子

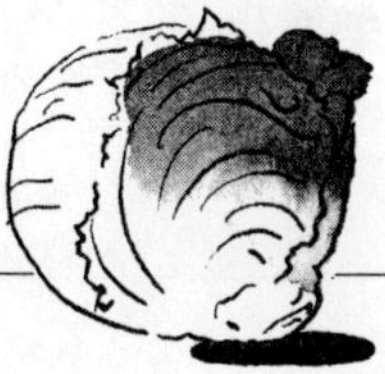

預防貧血、美肌、神經過敏症的改善。

【效能】

買的時候要選葉子大有彈力、芯的切口不會太大，捲得比較密實的。切口以二•五公分左右為適當，比這大的表示發育過量，故味道會較遜色。保存時以保鮮膜或塑膠袋包好，放入冰箱中。在養分尚未損失之時，儘可能早早食用。雖說一年到頭都可以買得到，但夏季為產期的高原萵苣，不但甜，而且水分又夠，特別受到歡迎。

做成沙拉的時候，一定要將芯拔起來，並用手撕。這是為了避免菜刀的金氣使顏色變成褐色，也是保存其風味的重點。撕碎之後，放在冰水中浸泡一段時間，吃的時候非常的清脆。為使沙拉醬可以容易附著，所以要將水氣弄乾。

專欄

以發酵法改變茶的種類

茶的原產地全部在中國。在五千年的長久傳統中，共衍生出兩百多種以上的茶，日本的綠茶是不發酵茶（煎茶、玉露、番茶等），中國的烏龍茶是半發酵茶。而占世界生產量七五％的紅茶，則是完全發酵茶。被視為「治療燥心及解渴的藥」的茶，是藥膳飲料不可或缺的。

豐富的維他命C，促進消化

白蘿蔔

RADISH

●葉的營養價值比根高

在冬天，如果談到溫暖的家庭料理「OAEN」（用蒟蒻、豆腐、芋頭等混煮的一種菜），就會令人聯想到白蘿蔔。可做藥、也可煮來食用，是每日餐桌上不可或缺的素材。

營養素方面，富含維他命C。但是，在根的部分是集中在皮部位（比中心部分多兩倍），因此，儘可能不要削皮直接使用。而且，葉片含有比根更豐富的維他命C。而且也含有根所沒有的葉紅素（維他命A）、維他命B_1、B_2、礦物質等營養，所以，不可去掉，一定要加以利用。

除了維他命C之外，白蘿蔔的特徵是根的部位，含有澱粉消化酵素功能的澱粉酶。此酵素具有促進消化，整腸的優異作用。對於燥心、胃下垂等胃酸過多所引起的諸症狀，都有改善的效果。

●蘿蔔絲是消化劑

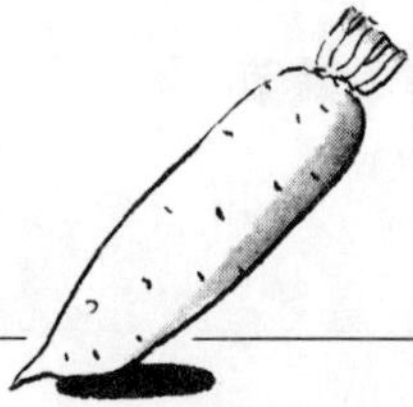

促進消化、改善胃的不快症狀、改善便秘。

【效能】

全國各地有許多的品種，但最受歡迎的是「青首」白蘿蔔。可能是因為較甜的緣故吧！要如何選購好吃的白蘿蔔呢？重點就是不要選到空心的。用手敲敲看，如果聲音混濁，那就是空心的，要特別注意。顏色白且有彈性，而且帶有新鮮葉子的是良質品。保存的時候，將葉子切掉，用塑膠袋包好，放到冰箱中冷藏。

白蘿蔔的調理方式繁多，但如果要有效果的攝取營養的話，那麼連同皮做成蘿蔔絲來吃是最好的。因為做成蘿蔔絲之後，維他命C會破壞，所以在吃的前一刻才用擦菜板擦蘿蔔絲，這是鐵則。可加到烤魚及肉上，也可加到拌青菜之中，很是活躍。

食用方式小記

醃白蘿蔔

【材料】白蘿蔔二五〇公克、鹽½小匙、調味料（芝麻油兩大匙、白炒芝麻兩小匙、鹽、醬油、辣油各少量）。

【作法】白蘿蔔撒上鹽，放置三十分鐘，讓水分跑出來，將調味料混合，和白蘿蔔調勻。

【建議】白蘿蔔生食時，以具有甘味的較適宜。

妝彩低卡洛里餐桌的夏季蔬菜

茄　子

EGG-PLANT

●視覺效果比營養價值更高

醒目的黑紫色和風味——茄子是日本人很喜愛的夏季蔬菜，但其實際的原產地是印度。奈良時代，經由中國而傳入日本。

之後，就被廣泛的被利用到料理之中，但營養價值卻沒什麼可茲期待的。成分似醣類為主體，維他命很少，鈣和鐵則有若干的含量。換言之，比起營養，其鮮豔的色澤和味道較受人們重視。

品種有中茄、小茄、圓茄、米茄、長茄等。

一般而言，夏季蔬菜具有冷卻身體的作用。茄子為其代表。在中藥之中，茄子被視為具有改善頭昏眼花症及高血壓的作用，並也有預防醉酒的效果。有句俗諺「秋天的茄子不要給新嫁娘吃」，這是因為食用過量，會使身體變冷，引起腹痛及下痢，並且不利於懷孕。

再者，有氣喘的人，以及咳嗽的人，食用過多會使症狀惡化，故要特別的注意。

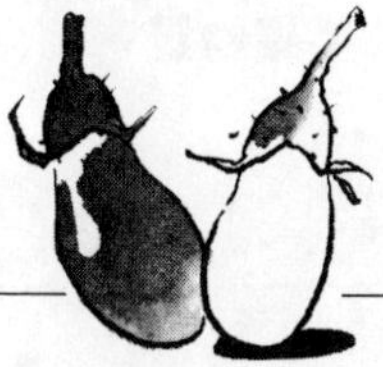

頭昏眼花症的預防和改善、
高血壓症的改善、防止醉酒。

【效能】

●切完馬上沾水，可防變色

茄子是傳統的蔬菜，在長久的歲月之中，許多品種都被改良為適合料理的品種。例如：適於田園樂趣的烤茄子——圓茄子，適於醃漬的小茄子，除此之外尚有米茄及長茄。一般所食用的大致為中茄。料理方法有煮的、烤的、蒸的、炒的，可謂十項全能。和油很適性，因此最適合油炸。

但，卻是澀味很強的蔬菜，所以，在調理之前才切，而且切完之後，馬上將切口向下沾水。這是為了防止使切口變成褐色。

鮮豔的顏色可說是茄子的「生命」，因此在調理之際，要注意不可損及顏色。

食用方式小記

烤茄子

【材料】茄子一個、醬油½小匙、生薑絲、柴魚片各少許。
【作法】將茄子的皮縱切，放在烤架上，烤約五～六分鐘，趁熱用手將皮剝掉，放上生薑絲及柴魚片，沾些醬油。
【建議】不剝皮也可以。

莖有纖維，葉富含維他命、礦物質

芹菜

CELERY

●礦物質豐富，是天然的能量飲料

做為藥用植物的歷史由來已久，從古代的羅馬、希臘時代開始，芹菜就被視為強壯藥，而備受珍重，但是，開始食用是進入了十七世紀以後的事。在日本，剛開始是在秀吉時代，由加藤清正從朝鮮帶回來的。

雖然原本是被當做藥草使用，但是，在營養素方面，卻富含以葉紅素為中心的維他命、礦物質。礦物質卻有使血液循環圓滑的功能，對增進食慾、消除疲勞及失眠症等都有效果。在沒有食慾的時候，可做芹菜果汁及芹菜酒，不但易於攝取，也有增強體力的功用。纖維質含量亦很豐富，故對便秘也有效果。芹菜中所含蛋氨酸的成分，具提高肝機能，除去體內毒素的效果，因此，是適合有抽煙、喝酒習慣的人所積極攝取的蔬菜。

●高營養價值的葉子也要攝取

因溫室的栽培，使芹菜一年到頭都可以看得到。最重要的是鮮度，所

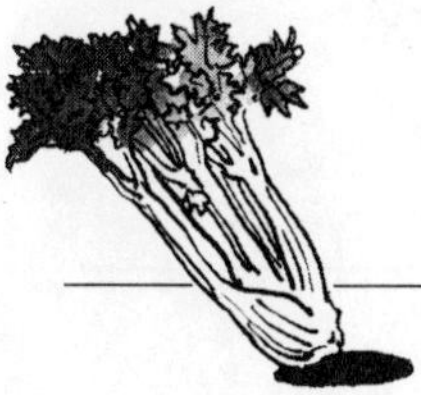

增進食慾、消除疲勞、失眠症的改善、強壯效果、促進消化、便秘的改善、解毒作用。

【效能】

要選擇葉子新鮮、莖粗大、內側的凹溝較狹小者。如果葉子沒有摘掉，則莖會空心，因此，保存之際，放入塑膠袋中，置入冷藏庫，以保存五天為原則。

品種可大別為綠莖種和白莖種兩種。

營養價值高的成分，在莖較少，而多集中在葉的部分，故葉子不要捨棄，要加以利用。活用葉片部分的最簡易方法，就是做成果汁，但如果單只有芹菜則不易入口，可以加上蘋果以及鳳梨等。

如果想要享受特有的香味，以及那股咬勁，可以做生菜沙拉。除此之外，其芳香可以消除肉的臭味，煮湯則味美，是很活躍的蔬菜。

食用方式小記

金平芹菜（**金平：調理方式之一種，加醬油和糖以香油炒的食品。**）

【材料】芹菜二五〇公克、葉子五〇公克、紅辣椒（去子切碎）一根、醬油三大匙、酒一大匙、水兩大匙、油。

【作法】芹菜去筋、縱切為二，再斜切薄薄的，葉子切碎，將材料用油炒，等到沒有汁氣了，再加入葉子快煮。

【建議】芹菜的筋要切實的取乾淨。

豐富的維他命C具美肌效果

蓮藕

LOTUS ROOT

●利用蓮藕變美人

蓮的地下莖肥大者稱之為蓮藕，是炸食物、醋拌食物，以及煮湯等和風料理不可或缺的素材。

蓮藕的主要成分是澱粉，含有許多的食物纖維，而更令人意外的是，其維他命含量之豐，足以和檸檬及菠菜匹敵。

維他命C是退治麥拉林黑色素的強敵，可以預防雀斑、黑斑，促進血液循環良好，使新陳代謝活潑化，對美化肌膚很有貢獻。也可以預防感冒。蓮藕的止咳效果很有名，和具解熱作用的梨子互相配合，也可治療口乾舌燥。

在中國，利用蓮子做藥用植物，其特殊成分的丹寧之中，具有收縮血管的作用，也具有止血效果。切蓮藕的時候，那股粘粘的樣子，是黏蛋白成分所致，只要加些醋，煮一段短時間，就可以去除黏氣。

●保持純白的秘訣在於浸泡醋水

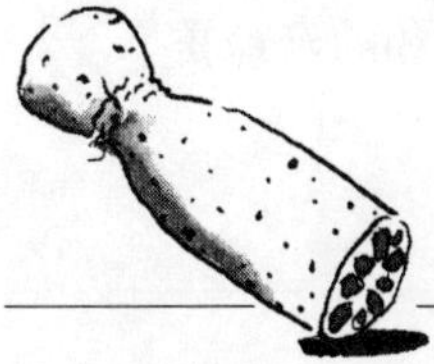

黑斑、雀斑的預防、美肌、
感冒的預防、止咳、止血作用。

【效能】

買的時候要選擇膨脹有重量感，且切口的洞較小的，也要看看洞中是否乾淨。蓮藕具有和空氣接觸後，就會酸化變黑的性質，因此，保存時要以棉布包好，放入冰箱中，儘早使用。

調理中，沾醋水可以防止變色，也可以防止澀味，因此，迅速的將皮厚厚的剝掉，馬上浸到醋水之中。

●不要加熱過久

料理方式繁多，但是可以活用和蓮藕適性很好的油及醋。除了和風料理之外，可以切成薄片，迅速的燙過醃到醋當中，也可以做西洋風味的安排。無論如何，就是保持那股清脆的咬勁，所以不可以加熱過久。

食用方式小記

炸蓮藕

【材料】蓮藕七〇〇公克、大和薯五〇公克、蛋白一個、麵粉三大匙、鹽少許。

【作法】蓮藕、大和薯去皮，各自用擦菜板擦成絲。絲狀的蓮藕絲去水氣之後，和其他的材料混合，抓成一口大小的丸子形狀，以一七〇度C的油油炸。

【建議】加上蘿蔔絲及薑絲，沾醬油食用。

對感冒及肚子毛病有效，溫和的辛辣香

生　薑

GINGER

●生薑是清涼劑

自古以來，生薑就是不可或缺的調味料，極爲受人珍視。之所以會那麼受到歡迎，是因為其柔和的辛辣味和香氣。

在其辛辣味和香氣的成分之中，具有消毒作用，和提高消化酵素的分泌，和促進整腸作用等貴重的功能，所以，食慾不振時，胃腸狀況不佳時，因為暈車、暈船而覺嘔心之時，生薑都可以擔任使人清爽的清涼劑作用。

感冒的時候要喝薑湯，這是很有名的。生薑具有溫暖身體、使新陳代謝活潑，提高發汗作用，解熱等各式各樣的效果。

而且，生薑也具有消炎、保溫作用，故也可利用做為肩膀酸硬，神經痛的濕布藥。對於風濕症、腰痛、四肢冰冷症等症狀，也具有緩和狀況。

●萬能的香料——生薑

生薑可以大別為兩個種類。商店所時常見到的是根薑品種，可切絲、

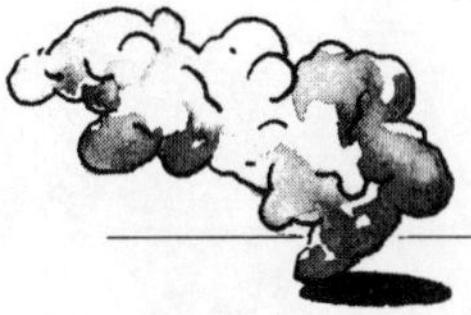

不快症狀的改善、整腸作用、感冒的緩和、肩膀酸硬、神經痛、風濕症、腰痛、四肢冰冷症的改善。

【效能】

切碎，使用於藥物方面，以絲薑、碎薑、紅薑、針薑等為代表。除此之外，加到魚、肉的湯中也可以消除臭味。另一種品種為葉薑，用熱水燙過，灑些鹽巴，沾一些甘醋，不但顏色鮮豔，而且可以用於配飾燒烤的食物。

●在料理、點心上大活躍

如何辨別其新鮮度呢？如果是根薑的話，則根密實沒有枯萎者為上品，如果是葉薑，則葉片濃綠、根白為良質。要保存根薑的時候，可將其切成小塊，或者是切得很細，用棉布包好予以冷凍。在西洋的料理之中，將生薑搗成粉末狀做為香料，稱之為GINGER，可為料理及點心增加風味，真可謂是「萬能的香料」。

食用方式小記

生薑、蘿蔔湯

【材料】生薑一片、白蘿蔔一五〇公克、醬油$\frac{2}{3}$小匙、柴魚片、梅子適量、熱水一杯。

【作法】醬油及白蘿蔔使用擦菜板擦絲，淋上醬油，放上梅子及柴魚片，注入熱水。

【建議】這是治療感冒時所時常飲用的湯，可以提高發汗作用，解除輕微的發燒。

對精神安定及失眠有效果

紫　蘇

BEEFSTEAK PLANT

●紫蘇的葉子是天然的精神安定劑

紫蘇的葉子被視為維他命以及礦物質的寶庫，雖是配角，但卻是不可或缺的。在日本，於平安時代以前就有栽培了。

最值得大書特書的，就是其營養價值，葉紅素的含量在所有的蔬菜之中名列前茅，其他維他命以及礦物質、鐵質也很豐富。

這營養聚集的葉子，在中藥之中被視為精神安定的藥，很受珍重。精神倦怠的時候，或是失眠的時候，在睡前喝一杯紫蘇做的紫蘇酒，很有效果。這和醫學上所稱的精神安定劑不同，愈常飲用紫蘇酒以及紫蘇茶，其效果愈可以發揮提高，而且，因為紫蘇具高營養價值的成分，所以也有健胃作用，改善貧血、利尿作用、鎮痛作用等等效果。

況且，紫蘇發出獨特強烈香味的成分，具有防腐、殺菌作用，所以可防止滋生細菌，預防下痢以及腹痛。

●妝彩料理的紫蘇葉

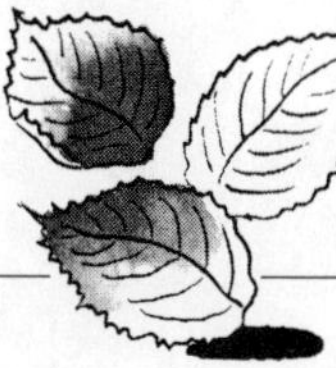

精神安定、安眠、健胃作用，
胃腸的保護、貧血的改善、
利尿作用、鎮痛作用。

【效能】

紫蘇的葉子，別名又叫大葉，可大別為綠色的青紫蘇以及紫色的紅紫蘇。做成藥酒時，以青紫蘇為宜，選擇綠色水分多且香味強的葉子。若不新鮮，則葉的背面會出現斑點。而帶有像梅子般顏色的紅紫蘇，葉片較縮者，顏色比較漂亮，為避免枯萎，可以保存在具有濕氣的冰箱之中，但要儘早使用。

●希望能積極的利用做為藥物

具代表性的調理方法，是只在葉子單面沾上油炸粉，演出白和綠對比的炸紫蘇。可以捲上起司以及魚糕，是很好的下酒菜。使用作為藥物時，先除去莖，從葉子的頂端開始切碎，接著浸泡到水中，去除澀味，最後再使用布拭去其水分。

食用方式小記

青紫蘇、生薑果汁

【材料】青紫蘇五十片、生薑二十公克、鳳梨二五〇公克、檸檬½個。

【作法】青紫蘇徹底洗淨，其他的材料剝皮，放到果汁機中去打。

【建議】最適合低血壓的人，早上起床時喝一杯。具殺菌作用，所以腸弱的人也可以安心。鮮豔的綠色，可以提起食慾。

增強體力的香辛料

大　蒜

GARLIC

●效果特強——攝取過量有反效果

自古以來，大蒜即以「百藥之長」之姿，被利用做為民間療法。

由營養面來看，是醣類和維他命B_1、B_2豐富的食品。大蒜中所含的蒜素成分和維他命B_1結合之後，營養價值更高，且具有在體內保持持續性的特質。這是大蒜效果的來源，對消除疲勞、增強精力，可以發揮很優秀的效果。

而且，特有的強烈惡臭之源——硫化丙稀基成分，殺菌作用很強，對健胃、整腸也有大效果，甚至具有殺死感冒病毒的效力。

除此之外尚含有鍺，因此，其制癌作用也是可茲期待的。

像以上所說的，大蒜具有很強的效果，但攝食過量卻會招來反效果。會破壞腸內的有益細菌，引起貧血。特別是空腹時，反應更強，所以要特別的避免。

●大蒜愈臭愈美味

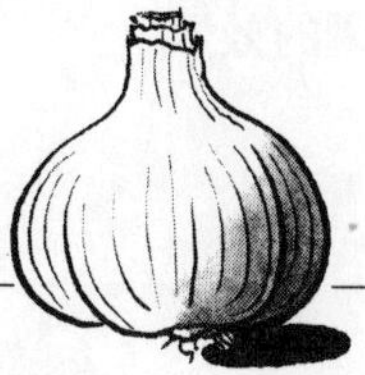

消除疲勞、增進精力、預防感冒、制癌作用、健胃、整腸。

【效能】

大蒜不但可以為料理增加色香味，而且也是可以提高料理營養的貴重香辛料，但是，其強烈的惡臭卻惡名昭彰，令人敬而遠之。

可是，很遺憾的卻沒有東西可以消除它，幾乎滲透到肌膚裡面去的惡臭。但若使其成熟，則惡臭會減少，因此，利用做為果汁之時，泡蜂蜜的大蒜就是寶貝了。好不容易蛋白質具有將惡臭包起來的功能，因此，牛奶及醬油也有效果，但這畢竟都只是暫時性的效果。

五～八月是新大蒜上市的時期，其他的時期都是乾燥的。粒大、密實者為良質品，實際上人們也有栽培無臭的大蒜，但味道卻相當差。

生的大蒜，冷凍可以保持新鮮，調理時不必解凍就可以直接切。

食用方式小記

大蒜麵包

【材料】法國麵包六十公克、大蒜一片、沙拉油一小匙。

【作法】將法國麵包切成薄片，表面使用大蒜的切口來塗，淋上沙拉油，在烤箱中烤一下子即可。

【建議】可按個人喜好，塗上奶油，再烤一下即可。

辛辣味具增進食慾及血液循環的效果

紅辣椒

RED PEPPER

●也可以做天然懷爐的香辛料

唐辛子（紅辣椒之日文名稱）的名稱由來，意思是指來自於唐及南蠻的辛辣東西。但其原產地卻是南美。

紅辣椒的種子和果皮具有獨特的辛辣味，其刺激性之中，具有增進食慾的作用。維他命類也很豐富，是營養價值很高的食品，但因辛辣味很強，所以不可以大量攝取。未成熟果實尚在濃綠色的時候就可以吃，但是，一般都等到其變紅成熟，再予以乾燥，做為香辛料使用。其代表性品種是「鷹爪」，是醃漬物辛辣味不可或缺的。

除了食用之外，自古以來紅辣椒也被人們利用做為生活上的智慧。為了預防穀象蟲，將紅辣椒放到米缸中最為有名。這是因為紅辣椒的辛辣成分之中，具有防止發霉的作用。另外，利用保溫效果，將其放到鞋子以及束腹中，可以代替懷爐。紅辣椒湯可以促進血液循環，對四肢冰冷症及肩膀酸硬、凍傷等等都可以發揮藥效。

●墨西哥醬以及辣油的原料

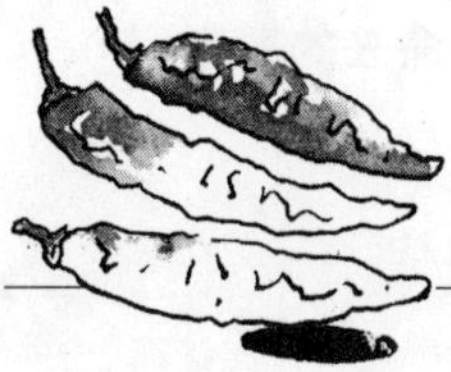

增進食慾，四肢冰冷症的改善，肩膀酸硬的改善，凍傷的改善。

【效能】

鷹爪品種要選購皮有光澤沒有皺摺的。保存在陰暗場所。夏天放在米缸中做為防蟲劑使用之後，從秋天開始就可以拿來醃漬食物，非常的方便。

除了醃漬物之外，也可以應用到油炒的食物上面。麻婆豆腐是具代表性的料理，紅辣椒獨特的味道以及香氣，可以更襯托出料理的美味，衍生出醬油等調味料所沒有的辛辣味，是貴重的香料。鷹爪品種在紅辣椒之中是味道最好的，因此，除了做七味紅辣椒及辣油之外，也是美國的辣醬以及墨西哥乾辣椒的材料，廣為全世界所利用。

也有改良品種的紅辣椒，味道不會那麼辣。獅子紅辣椒即為其代表，用油炸過，其辛辣味更加緩和，因此，最適於油炸，和味噌也是適性頗佳的食品。

食用方式小記

乾炸獅子紅辣椒

【材料】獅子紅辣椒六根

【作法】將獅子紅辣椒洗淨，拭去水氣，從中間縱切。將油加熱。以中火炸紅辣椒，放上鹽及柴魚片，沾油吃。

【建議】為不使紅辣椒因膨脹而破裂。可使用針鑽幾個洞。

恢復年輕特效藥——維他命E的寶庫

落花生

PEANUT

●落花生也是藥

落花生也叫花生或南京豆。是脂肪和蛋白質含量豐富的豆類。

脂肪已高達四五％，但是幾乎都是不飽和脂肪酸，因此，可以使膽固醇降低，以及防止動脈硬化的功能。豆子本身是高血壓的，人也可以安心食用的食品。特別是殼的部分，含有有益的成分，可以熬來喝，很有效果。

蛋白質方面，全部包含了必須氨基酸的八個種類，鈣質也含量豐富，可說是美容聖品，但因是高蛋白，高能量的食品，故攝取過量是禁忌。在維他命方面，B_1和E的含量豐富。維他命具有增加紅血球，使細胞強壯的功能，因此，可以促進血液循環，對四肢冰冷症的人很有效。簡易可食的落花生，具有防止老化，恢復年輕的效果，真令人雀躍。

●享受口齒留香的樂趣

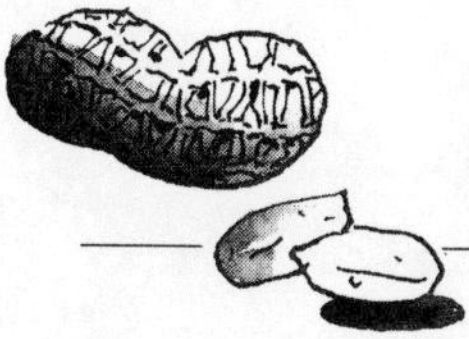

動脈硬化的預防及改善、防止老化、高血壓的改善，四肢冰冷症的改善。

【效能】

落花生的栽培以氣候溫暖的地方最適宜，種類可依其大小，區別為大粒種及小粒種。一般而言，大粒種味道較佳，被利用於炒豆及料理的材料上。小粒種主要做為榨油的原料，在歐美被廣泛的使用於油炸物上。另外，搗碎後所做成的花生奶油，也適於做點心的材料。因落花生具有獨特的香氣，所以如果是生的，可以連同殼一起炒再使用較佳，營養價值也會提高。

主要的調理方法有用炒的，很受歡迎，但是，利用研缽研碎，或者利用菜刀切得細碎，和蔬菜和在一起，或加到味噌湯及沙拉上，風味特別佳。

食用方式小記

各種小魚爆香花生

【材料】花生、各種小魚適量、青椒一個、竹筍四十公克、大蒜、洋蔥、紅辣椒各少許（切碎）、酒、醬油各一小匙。

【作法】蔬菜切成一・五公分正方大小。將油加熱，將大蒜、洋蔥、紅辣椒炒香，加入其他材料調味。

【建議】香辛料可以將花生的美味發揮得更淋漓盡致。含有豐富的維他命B_1。

小小果粒中的高熱量

核　桃

CHESTNUT

●利用核桃防止老化

核桃和花生一樣，富含艮質蛋白質以及維他命，是脂肪分很高的營養食品，也被利用做為強壯藥。在一百公克之中，含有六百七十三卡的熱量。

有近七成的果肉是脂肪，亞油酸占了大部分。此亞油酸因為是植物性油脂，因此，可以圓滑能量的代謝，對預防肥胖很有幫助。而且，脂肪中含量很多的不飽和脂肪酸，可以降低膽固醇，達到動脈硬化預防的目的。時常食用，可以使皮膚的新陳代謝活性化，因此，對防止老化有很好的效果。

是比花生還要高能量的食品，因此，攝取過量會導致反效果。

脂肪以及蛋白質都已經形成容易消化吸收的形式，所以，即使少量也可以發揮效果，連同皮一起吃，效果更佳。

●美味可口增強體力

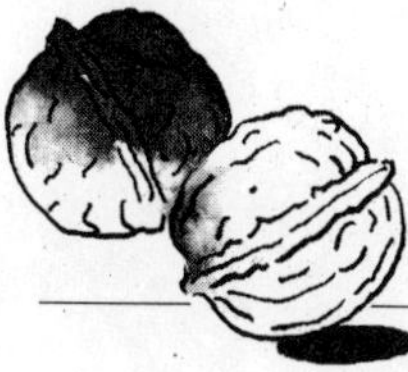

預防肥胖、動脈硬化的預防及改善、防止老化、強壯作用、美肌。

【效能】

核桃的栽培，從波斯（伊朗）地方，廣為流傳到世界各地。其變種很多，日本原產的有鬼核桃、姫核桃。

核桃除了做零食及下酒菜直接食用之外，也可以做為日式點心以及歐式點心的材料，或應用到料理上。特別是在中國料理上，被利用來炒其他的食物。在日本的精進料理（寺院中所吃的一種料理）之中，以「核桃豆腐」來取代生魚片則很有名。除此之外，在各特產地，也有核桃味噌、核桃羊羹、核桃紅豆、核桃餅等各式各樣。

將核桃的尖尖部分朝上，輕輕的敲就可以簡單的敲開，但現在市面上有一種專門剝核桃的器具出現，不會刮傷到果仁的，也有的做成有名童話的人物形狀的。

食用方式小記

核桃紫櫻桃卷

【材料】核桃四粒、沒有子的紫櫻桃（PRUME）四粒。

【作法】用刀將紫櫻桃劃一劃，將核桃放到紫櫻桃內。

【建議】也可利用杏仁及檟如堅果來取代核桃。甜味及多脂肪的優點，最適於當做洋酒的下酒菜。是簡單而且迅速的下酒好食物。

清爽、甘甜、恢復疲勞

蜂　蜜

HONEY

●蜜蜂所帶來的香甜營養

早上喝一杯生菜果汁，是一整天的活力來源。但若只有蔬菜，那麼味道往往不會令人喜歡。不論對身體多麼好，但「良藥苦口」畢竟無法持之以恒。談到健康飲料，美味也是很重要的因素。在這個時候，花蜜的成分和採蜜的蜜蜂所分泌的唾液共同生成的，具有高營養價值的蜂蜜就大大的活躍了。

在蜂蜜的成分之中，含有多種類的維他命和礦物質、酵素，不但會使得蔬菜果汁容易入口，也會使蔬菜中所含的營養成分提高。在喉嚨疼痛時，也有抑制發炎的作用。

主成分是葡萄糖和果糖。果糖進入體內就變成能量，具有即效性，因此，對消除疲勞很有效果。疲倦的時候之所以要食用甜食即是這個緣故。

●每日一杯健康的佛蒙特飲料

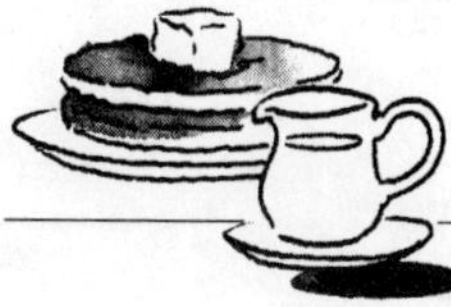

消除疲勞、喉嚨疼痛的緩和、下痢的改善。

【效能】

蜂蜜因蜜蜂所吸取花朵種類的不同，使得其味道及成分也有差異。甘淳的甜味、顏色鮮明亮麗，味道也上乘，這是蓮花、苜蓿、橘子等柑橘類的花。從栗及七葉所採的蜂蜜，雖然很甜卻有味道。

被稱為健康飲料者，要每天攝取，才可以得到效果。在利用蜂蜜所做的果汁中，要大力推薦的是「佛蒙特飲料」，這是將蘋果醋和蜂蜜，各勺兩湯匙到杯子中，再以冰水或熱開水稀釋。配合醋的效果，對消除疲勞及維持健康很有助益。

再者，對於慢性下痢，每天一杯蜂蜜水也很有效果。

食用方式小記

大蒜泡蜂蜜

【材料】蜂蜜一～一・五杯、大蒜八～十個。

【作法】將大蒜剝皮，弄成一片一片，放到廣口的保存瓶之中，由上而下注入蜂蜜，密封，保存在陰暗場所。

【建議】保存半年以上，則大蒜特有的味道會變淡，容易入口。

比白米更優良的美容食品

糙　米

UNPOLISHED RICE

●糙米是活生生的

糙米因含有碳水化合物及良質的氨基酸，被視為健康的能量來源，而新近來備受矚目。糙米指的是只去殼而尚未精白的米，但是，所殘存的這一層中，卻含有許多優秀的成分，而且也具有發芽能力，也被稱之為「活生生的米」，可以補給現代人所欠缺的營養素，對增強體力，提昇持久力都有效，而受到人們的重新正視。

和白米的最大差異在於其成分含有量的差別。維他命B_1是白米的五倍，纖維質是三倍。在維他命B_1不足的現代飲食生活之中，是可以預防、改善腳氣病症狀的貴重食品。纖維對腸子運動的活性化有幫助，具有排泄有害物質的作用，故有很大的解除便秘效果。而且，在其胚芽部分含有白米所沒有的多量的維他命E，糠中含有亞油酸，這簡直是充滿活力的健康食品。

●纖維質含量豐富的糙米

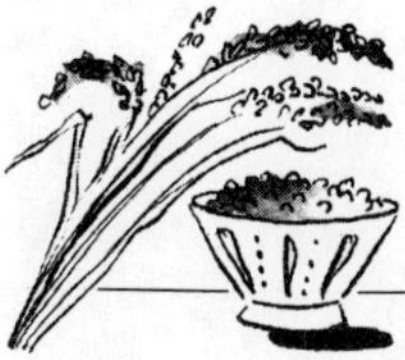

增強體力、腳氣病的預防及改善、消除便秘、肥胖的預防及改善。

【效能】

為了發揮糙米的效果，最重要的便是要大量的攝取。

但是，因為其中所含的纖維質極多，因此人們以為「糙米不易消化」「容易引起下痢」而對其敬而遠之。再加上糙米的外皮非常的堅固，要煮得熟，不致於引起消化不良，就需要時間做調理，這對於忙碌的現代人而言，是一個瓶頸。

●被重新正視的糙米

最近，「日本型飲食生活」重新受到了重視，而糙米的效果也受到了很高的評價。特別是可以期待做為預防癌症以及成人病的食品，因此，希望大家每天都能夠攝取糙米食。如果利用普及的壓力鍋，調理時也會變得順利，而電子鍋也有能夠煮糙米的品牌出現。

食用方式小記

糙米糕

【材料】糙米一杯、水八杯、鹽½小匙。

【作法】將糙米洗淨，用杓子撈起來，放到壓力鍋中，空炒到變成黃褐色為止。加入水、鹽，蓋上蓋子，有壓力之後再以文火煮三十分鐘，拿出來之後，以果汁機打，加上鹽巴。

【建議】請在上面加上一些堅果類。

營養價值更高的主食

麥

WHEAT

●米和大麥、薏仁

大麥，在風味及消化吸收率方面，雖劣於白米，但是，蛋白質、脂肪、維他命B群等成分，大麥卻是比白米還要優異的穀類。特別是大量的維他命B_1，對於腳氣病症狀可以發揮優秀的效果。纖維質可以活化腸的運動，故可期待其在便秘以及肌膚問題解決上的效果。為了美味及易於消化，必須細嚼，這和預防肥胖及防止過食有關連，因此，最適於做為糖尿病飲食及減肥食。

在所有的穀物之中，氨基酸含量最多的優秀營養食品是薏仁。即使是和糙米比較，蛋白質含量是糙米的兩倍，脂肪是一•八倍，鐵質也有兩倍強，在營養補給以及增強體力上，有很好的效果。

●系列食品是簡便輕鬆的均衡營養食品

要讓這個優秀的麥類，得以毫無抗拒的成為主食攝取，首先可以混合在白米中五%的方式開始。然後再慢慢增加麥的比率，使口味慢慢的習慣

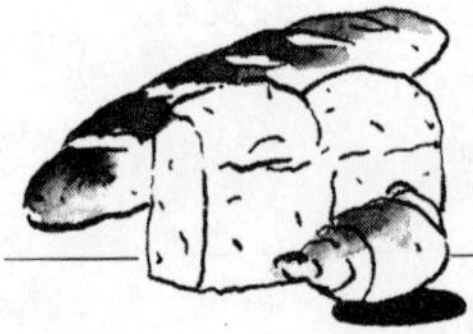

預防腳氣病並改善，消除便秘、美肌、防止肥胖、改善糖尿病、滋補強壯作用。

【效能】

，到二十%左右為最理想。

另一方面，在以麵包為主食的歐洲，最近，不是白麵包而是使用沒有精製的全粒粉所做的黑麵包很受到重視。黑麵包是以黑麥為原料，食物纖維以維他命、礦物質的含量豐富，具有獨特的酸味和風味。如果以比主食更為優秀的營養為觀點來看，那麼歐洲的這股潮流，可以說是和麥及糙米的營養受到矚目的日本是一樣的。

最近，以玉米為原料，添加了維他命的玉米片大為風行，以玉米片為代表的系列食品，其均衡的營養已經受到認同，是很受歡迎的早餐哩！

專欄

小麥粉（麵粉）的種類

小麥是全世界最早的作物。米可以做成米粉食用，而小麥粉碎之後就變成麵粉。麵粉的種類，以原料小麥的品質來決定。按蛋白質的多寡順序，可以分為高筋、中筋、低筋以及薄筋。和水粘附的彈力，高筋較強，低筋較弱。麵包適合高筋麵粉，烏龍麵條適合中筋，而點心及油炸食物則適合薄筋。

備受矚目之「日本型飲食生活」的支柱

味 噌

BEAN-PASTE

●味噌湯是健康湯

味噌是以大豆等為原料，利用麴引起發酵作用，使其熟成的釀造調味料。原料就如同先前所提過的，富含良質的植物性蛋白質和脂肪，而且，發酵作用也使得各種的營養分，已經變化成容易消化的型態了。對日本人而言，味噌是蛋白質的重要供給源，已經滲透到飲食生活之中了。

最具代表性的調理方式，就是味噌湯。味噌湯和米飯一起攝食，也可攝取到必須氨基酸，是很均衡的調理食品。

其成分具有強肝作用，具有對酒精及尼古丁的解毒作用，可以保護肝臟。所以，那些抽煙、喝酒的人，我建議他們飲用味噌湯。

而且，味噌湯中如果使用豆腐、海藻類、青菜類，那麼營養價值更高。只是要特別注意，不要攝取過多的鹽分。因為味噌可以預防癌症，所以，最近味噌已經在美國興起了一股味噌湯的潮流。

●口味豐富的味噌

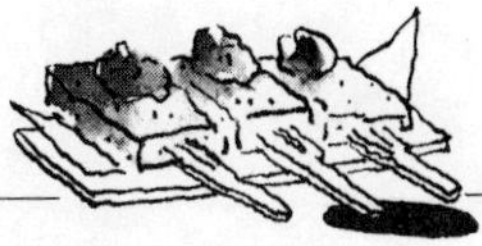

強肝作用、
肝臟的保護、癌症的預防

【效能】

味噌若以麴的原料來分，可以分為米味噌、麥味噌，以及豆味噌。而且，原料的配合比例，以及改變熟成期間，也創造出不同的種類，各以其顏色以及釀造場所為名（信州味噌、仙豆味噌等等）。味道也有各式各樣。赤出味噌口味甘辛、赤味噌口味鹽辛，淡色味噌則有甘口及辛口兩種。白味噌有甘味，每一種都有其特徵。

到底要選哪一種味噌，那當然是因個人的口味而異，但是，味噌合併使用，其味道更佳，所以建議能夠混合使用。

一般而言，同系統的味噌混合使用，稱之為合味噌，而系統不同的味噌合併使用，稱之為袱紗味噌。夏日辛口、冬日甘口，味噌也會隨著季節而改變，請依口味的喜好而加以混合，這也很有趣。

食用方式小記

洋蔥味噌

【材料】熟味噌½杯、切得極細的蔥½杯、芝麻油½大匙。

【作法】以芝麻油來炒切得極細的蔥，之後，加上味噌。

【建議】加上一些生薑絲就成為民間的感冒藥，加到熱稀飯上，可以溫暖身體。

預防肥胖的天然良藥

醋

VINEGAR

●喝醋保持身體的健康

醋是人類用自己的手所創造出來最早的調味料。在鹽分的控制上，也是很有益的調味料，醋已經深深的滲透到人們的飲食生活之中，對保持身體的健康很有貢獻。

醋可以大別為釀造醋及合成醋，後者是以冰醋酸所做成的，在營養面上簡直無法和前者比較。

在釀造醋之中，以穀物為原料者為穀物醋，以果實為原料者為果實醋，以酒精為原料者為酒精醋等三種。其中，屬於營養價值很高之穀物醋中的米醋，很受人愛用。米醋除了米的成分之外，尚含有多量的氨基酸，維他命以及礦物質等等，具有氨基酸者，可以預防肥胖原因的脂肪在體內蓄積。而且，醋的主成分有機酸之中，還有分解體內老化廢物的功能，可以消除疲勞。疲倦的時候，請喝些醋來放鬆心情吧！

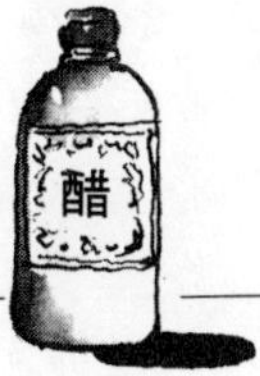

預防肥胖，消除疲勞、貧血的預防及改善、殺菌作用。

【效能】

●以使用醋的料理來攝取鈣

做為一個調味料，醋之所以優異，有下列幾點：一、可以控制鹽味；二、使顏色鮮豔；三、提高保存性。關於第二點，醋具有防止變色的作用，在去除臭味以及增豔方面，醋的確是廚房之中不可或缺的好幫手。

再加上第四樣的提高營養價值的作用，醋已經兼備了萬能調味料的要素了。醋中具有提高鈣吸收率的作用，因此，和魚及肉充分配合的料理，例如醃醋豬肉、醋漬魚等等，可以有效率的攝取到鈣。鈣不但是懷孕時期必備的營養素，對於貧血的預防以及改善也有幫助。

食用方式小記

海蘊醋

【材料】海蘊二〇〇公克、醋一大匙強、高湯兩小匙、醬油一大匙、生薑適量。

【作法】海蘊洗淨除去水氣，切成容易食用的大小，醋和材料混合，加上海蘊，上面再灑上生薑絲。

【建議】海藻類和醋很適合。可以抑制膽固醇，對高血壓的人有效。

對便秘及脫毛有效

芝　麻

SESAME

●好像藥一般的芝麻粒

芝麻具有高脂肪，高蛋白的營養價值，一點不讓被稱為「田園的肉」的大豆專美於前。

特別是，占了一半以上的脂肪，幾乎都是不飽和脂肪酸，因此，時常食用可以強化血管，去除膽固醇，防止動脈硬化。

再者，芝麻的蛋白質是含有必須氨基酸的良質蛋白質，除此之外，也富含鈣、維他命B_1、B_2、磷、鐵等優異的成分，具有滋補強壯劑的功能。

現在所知的具體效能為對便秘、貧血、生理痛、咳嗽、脫毛等症狀有效，是很好的醫藥品。此芝麻藥，時常食用是很重要的，因此，和藥不一樣，請多多的攝取。

例如，在番茶中撒些芝麻粉和鹽巴，可以緩和生理痛，燙傷的時候，用水沖洗使其冷卻之後，在患部直接塗抹芝麻油，具消炎及殺菌作用。

●美味的芝麻

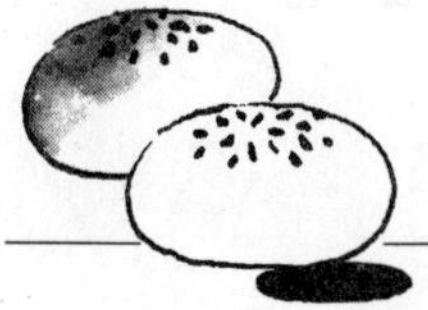

預防動脈硬化、滋補強壯作用、消炎作用、殺菌作用。

【效能】

芝麻因其顏色，可以分為白芝麻、黑芝麻、黃（金）芝麻、茶芝麻等等。日常食用的是黑芝麻以及白芝麻。有形形色色的利用價值，大幅度使用在各種料理中的芝麻油，是由白芝麻所做成的。

芝麻具有獨特的芳香，只需要少量，就可以引出各式各樣料理的醍醐味，秘藏著不可思議的力量。有句有名的咒文叫「芝麻開門」，據說這是利用芝麻的不可思議的力量。

自古以來，和人們很親近的各式各樣的調味料，芝麻都已經溶入，例如，芝麻鹽、芝麻醋、芝麻醬油、芝麻味噌、芝麻淋汁等等，以新的美味調味料的姿態出現，廣為人們所利用。

食用方式小記

芝麻味噌美乃滋

【材料】芝麻兩大匙、美乃滋½杯、味噌一大杯。

【作法】將材料混合。如果過硬，可以加些高湯。

【建議】適合做為魚貝類的沙拉醬。

被稱為「田園肉類」的健康食品

大　豆

SOY-BEAN

●大豆是理想的蛋白質來源

大豆是五穀之一，是僅次於米、麥的重要食糧。在蛋白質豐富的肉類之中，大豆可說是特別良質的。含有必須氨基酸的全部種類——八種。和主食的米飯以及副菜的魚和肉配合，營養價值更加提高，這是其特徵。而且，這樣的組合和動物性蛋白質非常的類似，因此，也被稱之為「田園的肉」，是理想的健康食品。

此植物性蛋白質，對預防肥胖很有效果，特別是藻脂酸這種氨基酸，具有降低血中膽固醇的功能。而且，大豆的脂肪成分中，大部分是不飽和脂肪酸，此酸可以除去老化廢物，並具有強化血管的功能，因此，可期待其預防成人病的效果。除了蛋白質之外，也是維他命B_2充實的食品，所以，對消除疲勞以及增強體力都很有效果。

●納豆是健康食品的代表

大豆要顏色發亮有光澤，粒粒有彈性才是上品。挑掉蟲咬的，在水中

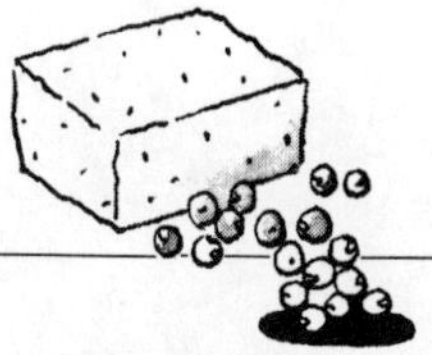

預防肥胖、預防成人病、消除疲勞、增進體力。

【效能】

泡一晚才使用，這是秘訣所在。在此浸泡的水中，大豆的營養素會流入，所以，不要丟掉，要煮的時候可以一起使用。

●納豆是優異的能量食品

大豆可以使用於像味噌、醬油那般的釀造食品，以及豆腐等的加工食品，應用幅度非常的廣泛。而其中，納豆特別是優異的「優等生」，藉納豆菌的功用，維他命B_2可增加約五倍，是理想的能量食品。而且，此納豆菌比乳酸菌有更優異的整腸作用，所以適合做美容食品。在納豆黏稠稠的物質之中，具有抗癌的作用，可能也具有排出蓄積在體內的放射能的作用，因此被取出來了，使得其受歡迎的程度更形增加。

食用方式小記

大豆的沙拉

【材料】水煮大豆三大匙、黃瓜⅓根、紅蘿蔔十五公克、（泡水還原過的）裙帶菜兩公克。

【作法】黃瓜、紅蘿蔔切成一・五公分方塊，將所有材料以法式沙拉混合。

【建議】除了水煮的大豆之外，也可以使用市面上的袋裝或罐頭大豆，可促進良好血液循環的維他命E含量豐富，是很優良的食品。

專欄

豆知識——預防成人病的理想食品

在豆科的植物之中，具有其他作物所沒有的優異功能。那就是生息於根的細菌，利用空氣中的氮，合成氨基酸和蛋白質。此蛋白質，藉著種子成為我們營養的來源。換言之，豆類本身就是高蛋白的食品。而且，其氨基酸組成，可以補充主食穀物中所不足的氨基酸，因此，兩者加起來，可以很有效率的攝取蛋白質。

現代，過於豐富的飲食生活，已經成為成人病的導火線。在這樣的情況之下，大豆、豌豆、蠶豆、毛豆、四季豆等低熱量，食物纖維含量豐富的豆類，不但是理想的減肥食品，而且可以抑制血糖值的上昇，預防動脈硬化，對預防大腸癌也有效果。

調理方法也可以大幅度的應用，例如和式的煮豆，中華料理風的炒、煮，洋式的湯等等。若是乾燥豆子的話，可用熱水將豆子泡脹，即可在短時間內調理好。

第二章

思考攝取

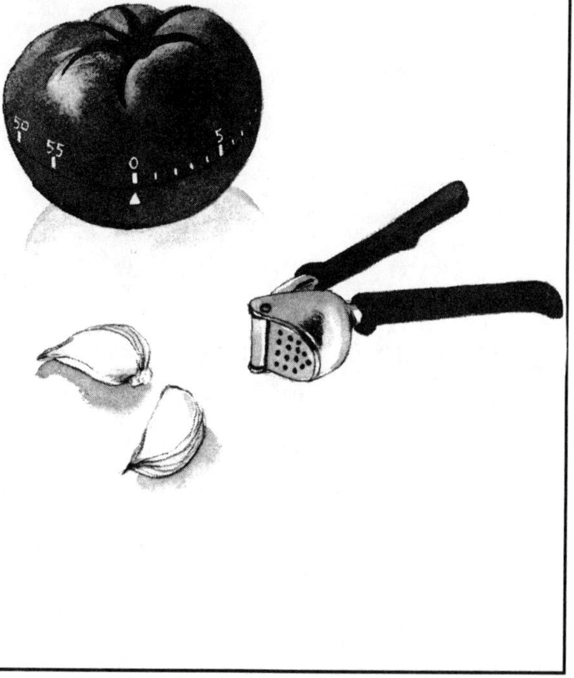

維他命、礦物質、纖維是均衡飲食的關鍵

在此第二章之中、要針對營養素，有基礎的知識，來做重點為各位做介紹。關於營養素的分類，可以簡單整理如下。

如果要攝取均衡的飲食，那麼，毫無遺漏、一視同仁的攝取以下的五種營養素是最理想的，這五種營養素包括：

1.蛋白質，2.脂肪，3.醣類，4.維他命，5.礦物質

其中，蛋白質是造血及肌肉的原料，脂肪、醣類主要是供能量來源使用。而維他命卻是此三大營養素能夠順利運作，所必須的有機化合物。礦物質可以形成骨骼及牙齒，而且也具有和維他命同樣的功能。

那麼，在此章中所說明的是，在五大的營養素之中，現代飲食生活之中所最容易缺乏的維他命、礦物質，和碳水化合物的一種——纖維。這些營養素本身雖不能直接成為身體的營

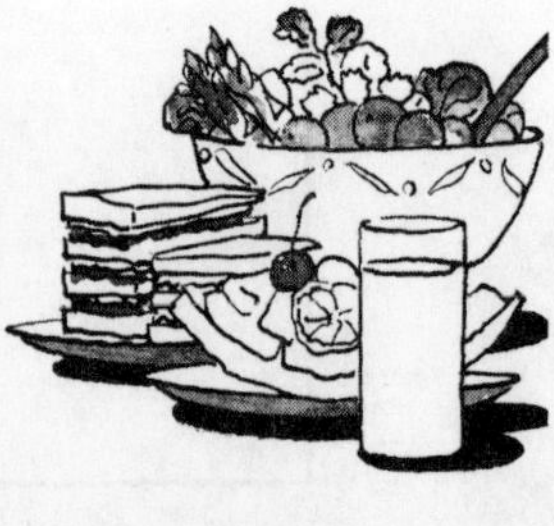

養素，可是如果欠缺，則人類無法生存，可見其重要性。以機械和潤滑油為例，要製造成品之時，雖原料和機械足夠了，但是，為使機械更有效，且長期的使用，那麼潤滑油是必要的。而此潤滑油的功能就如同維他命、礦物質、纖維。

在第一章裡，針對每一種食物之中，含有多少的營養素做敘述，但是，營養素本身的知識——種類、功能、效用、攝取方式等等，將在本章中做詳細的解說。

在具體的改善飲食生活上，若具備對於營養素的基本知識，那麼可以更迅速的掌控改善飲食的要點。甚至，藉著食用組合的食品，也可以補充食品的缺點，可以更接近營養均衡的飲食生活。

再者，於各個說明之中，也會具體的言及該從什麼樣的食物中來攝取各營養素，而第一章及第三章中，也針對這些食物的具體料理法，挑出簡單的做介紹。

希望讀了這一章之後，再重新去參照他章的食物以及料理。

健康潮流的旗手

維他命

VITAMINS

●維他命風潮

和健康有關的風潮多得不勝枚舉。但是，維他命風潮，卻受很多人的關心，而且也影響了很多人。最近，藥房中有專賣維他命的櫃子已經絲毫不稀奇了，甚至有的點心也被標示含有維他命。

而維他命正是體內複雜代謝之時，所必要的有機化合物。雖其本身無法造血或形成肌肉，但對於形成血液、肌肉、能源等身體細胞的化學變化卻可以提供幫助，是很重要的營養素。例如，對人體很重要的蛋白質——膠原質，擔任著細胞和細胞連接的接著劑的功能。而膠原質合成的時候，就需要維他命C。而且，因為人體內無法充分的製造維他命C，所以，為了不使維他命不足，就必須從食物之中攝取。

但是，在風潮發生之前，卻有許多以維他命的「缺乏症」為觀點的說法。對於許多的維他命缺乏症，發現了「抗○○因子」。那是利用各式各樣的媒介，以種類別歌頌維他命的效果，創造出以飲食生活積極攝取的環境。這樣的變化有兩個理由，其一就是美國的諾貝爾獎得主—保羅林格博士，發現了維他命C具有預防癌症及感冒的醫學效果。而另外一點，大家已經認識到了，現代人類的生活環境，很容易陷入維他命不足的狀況之中。

●為什麼維他命往往會不足

那麼，為什麼維他命往往會不足呢？請回顧你的生活看看，為什麼會維他命不足，必定有符合下面某一項理由的。

・時常食用維他命很少的速食品、加工食品。

・喜歡甜食。醣類要轉變成能量時，需要維他命B_1，所以食用過多的甜食，導致維他命B_1不足的可能性很高。

・因為酒及香煙的嗜好，使體內的維他命耗損。

・壓力使得身體狀況崩潰之時，為了調整，就需要維他命。

基於以上的原因，所以維他命很容易不足。由這樣的狀況來看，糧食

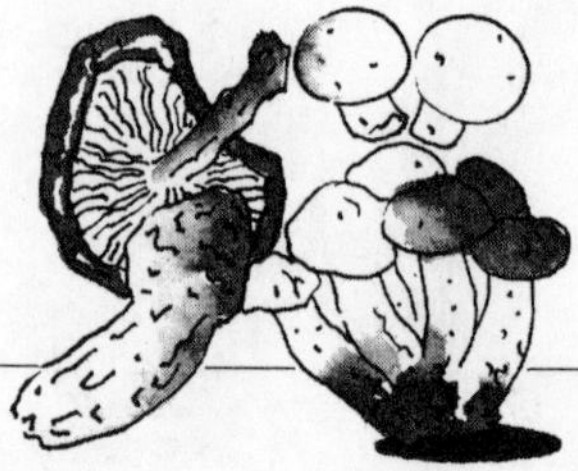

不足並不等於維他命不足，而是在糧食充裕的時代之中，因為偏食以及不規則的生活，瓦解維他命的均衡，這一點，希望大家能夠理解。

●維他命的種類

維他命現在有二十多種，其名稱為A、B、C、D……。但是，這個順序並不是確實排列的名稱。從A到E是連續的，但E之後卻突然跑出K，B_1、B_2。

這個維他命的名稱，是波蘭的生化學者——法蘭克所命名的，是一般大家所熟知的。但是在此之前，日本的營養學者——鈴木梅太郎也發現了同樣的成分，將其命名為ORIZANIN。

●以錠劑等來攝取的時候

最近，「維他命劑」已經和感冒藥以及頭痛藥一樣，成為家中常備的物品。其可以簡易輕便的補給維他命，正是其被廣泛使用的理由。

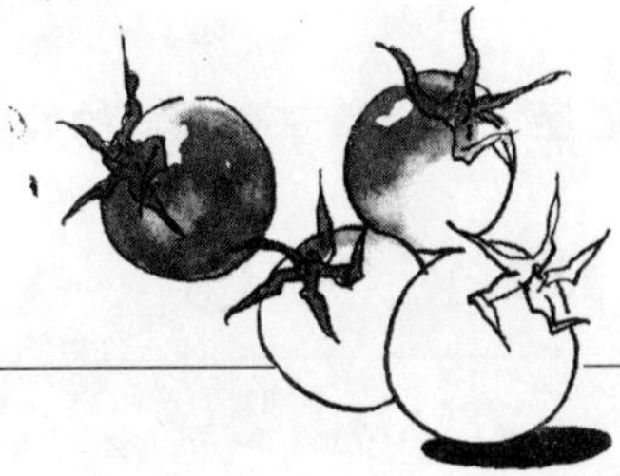

由錠劑攝取維他命和由食品攝取維他命，有各自的長處和短處。錠劑因為維他命的量明確，所以很容易明瞭攝取量，相反的，卻沒有任何的味道。而由食品攝取時，可由一種食品攝取多種的維他命，可以期待其相乘效果。

但是，會因為調理而使得維他命的量減少，難以預估正確的攝取量。因此，以綜合來考量，儘可能從食品，飲食之中來攝取，而自覺不足的部分，才利用錠劑來補充，這樣的方式比較好。

專欄

家庭中可以栽培的蔬菜

現在家庭菜園形成一股靜靜的風潮。

自己動手栽培蔬菜，那種樂趣自不待言，而且還可以吃到自己親手種的菜。這兩種樂趣是其之所以可以蔚為風潮的理由。

而且，最近隨著健康食品的急遽增加，有機農法很受到矚目，但是，卻不能保證自己所購買的蔬菜是沒有農藥的，所以再也沒有比自己栽培更加保險了。換言之，可以得到新鮮且營養價格高的蔬菜。

用盆子就可以簡單的種植，不會失敗而且可做觀賞用的「迷你番茄」，和在廣口空瓶中馬上就可以長出來的「苜蓿」，這是首次種植的人，可以嘗試的高營養蔬菜。

除預防癌症，對身體亦有超群的效果

維他命C

VITAMIN C

●強化細胞的膠原質合成時不可或缺的維他命C

維他命C的效果，最常被舉出來的是「促進膠原質的合成」。所謂的膠原質，是連結身體細胞的蛋白質，藉著此膠原質，可以強化身體的細胞；相反的，如果膠原質不足，則細胞力量減弱，會罹患血管的出血無法止住的「壞血病」等疾病。

而維他命C是促進此膠原質生成的重要維他命。對於細胞遭到破壞變成癌症的預防及治療有效，也是因為這個緣故。

況且，維他命C可以提高免疫機能，提高人體對於病毒的抵抗力等等，是保持健康不可或缺的。因此，維他命C有預防、治療感冒的效果。除此之外，可以預防細胞的老化，加強對於壓力的抵抗力，消除肩膀酸硬，消除疲勞、防止貧血、美肌等等，對年輕女性容易患的各種症狀，都可以發揮大幅度的效果。維他命C之所以是維他命風潮的先驅，最早受到矚目，也是因為這個緣故。

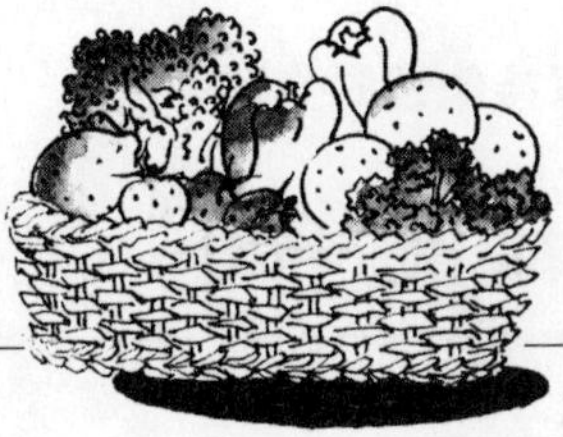

●因是水溶性，所以要對攝取方式下功夫

因為維他命C是水溶性的，所以，一次攝取許多也不會蓄積在體內沒有被利用的部分，就和尿一起排出體外。因此，不需要擔心維他命會攝取過多。但卻也因為是水溶性的，所以要在調理方式上下功夫，不要破壞維他命C，能夠有效率的攝取，這顯得更重要。富含維他命C的食品，在水果方面有檸檬、橘子、草莓。蔬菜有青椒、花椒、菠菜等等。生吃時，維他命C的耗損較少，但不易生食的蔬菜，可以用熱開水燙了來吃。而且，炒的比煮的，維他命C的損失要來得少。但無論如何都得用煮的時候，湯汁也要一起喝下去。

●一天理想的攝取量在五十毫克以上

每個成人，每天理想的攝取量是五十毫克以上。以菠菜而論，大約是⅓棵菠菜所含的維他命C的量，與其仰賴錠劑，倒不如從可以攝取到其他營養素的食品，來攝取維他命C，請大家務必謹記在心！

保持年輕的強勁角色

維他命E

VITAMIN E

●被視為防止老化的維他命E

維他命E中，具有抗酸化作用，可以防止存在於細胞內的物質和氧氣結合。氧氣是生命之源，但若攝取過多，則體內會形成毒性的物質——過酸化物。容易生病及引起老化。其中，氧氣和不飽和脂肪酸結合所形成的過酸化脂質，會破壞細胞膜，降低營養分補給及老化廢物排泄的功能，形成老化的原因。但是，和氧氣一樣，可以降低膽固醇的不飽和脂肪酸也是重要的成分，單只攝取一種卻行不通。在此種狀況之下，維他命E就活躍了。換言之，E可以防止不飽和脂肪酸和氧氣結合，使過酸化脂肪難以形成。這是E之所以是防止老化維他命的理由。

單純只是老化，卻會引起各種症狀。和疾病有直接關係的是血管的老化。具體上，血管變得脆弱，膽固醇附著，使血液流動不順暢，這就是所謂的動脈硬化。對於這種現象，維他命E可以使血液循環良好，防止膽固醇在血管上沈澱的作用。

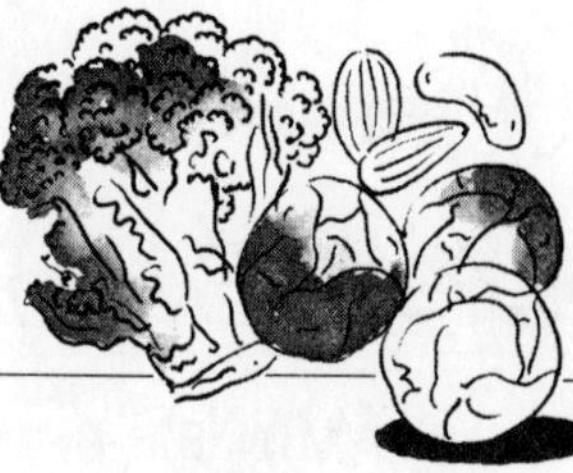

●E對身體的好效果

維他命E的抗酸化作用和促進流動良好的功能，可以調整身體的狀況，對於各種的疾病可以發揮好效果。消除疲勞、消除肩膀酸硬、強化心臟、增大運動能力、健胃、便秘的解除，增強精力、痔瘡的治療、克服更年期障礙、保護呼吸系統等。被稱為「恢復年輕的維他命」，想必大家都可以接受。

●植物性油是維他命E的寶庫

小麥胚芽油等植物性油之中，含有許多的維他命E，但一旦酸化就沒有意義，所以開封後要趁新鮮的時候攝取，這是必要條件。而且，E和鐵質也會反應酸化，因此要特別的注意。

除此之外，大豆油、花生油、花生、核桃、玉米等等也都是E群的食品。

一日通常需要量為十毫克，不需要擔心過剩。

能量的點火功能

維他命B_1、B_2

VITAMIN B_1、B_2

●維他命B_1是壓力的消除劑

現代很欠缺維他命B_1。這是速食及點心為中心的飲食生活所衍生出來的弊害。亦即，動物性蛋白質及鈣的不足，B_1的攝取量減少，相反的，糖分卻攝取過剩，在糖分的代謝中又浪費了許多的B_1，使得B_1不足的情形更加嚴重。

維他命B_1不足會有容易疲倦、食慾不振、精神倦怠等等症狀，具代表性的缺乏症為腳氣病。

相反的，在現今這個到處充滿壓力的社會中，精神疲勞和肉體疲勞兩面防波堤的維他命B_1，現在更加的必要。

富含B_1的食品有小麥胚芽、豬肉、花生、胚芽米、糙米、麥、大豆等等，主要以穀類為中心。

●B_1攝取的注意點

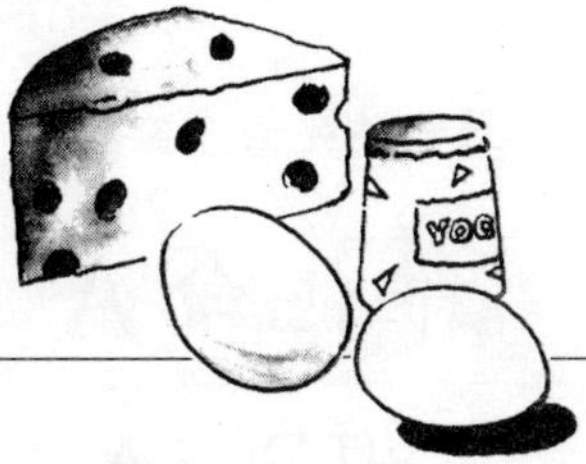

B_1是維他命之中，最容易溶解於水的，會被自來水中的氯所破壞。而且也不耐熱，所以，在調理之際，必須儘可能的抑制其損失量。即使大量的攝取，也不會屯積在體內，多餘攝取的部分會和尿一起排出體外，因此不必擔心攝取過量，但因無法貯藏，每天要固定攝取一・五～三毫克以上。

●維他命B_2和E的相乘效果，使功力大增

維他命B_2和E具有同樣的功能。亦即，防止過酸化脂肪的形成，降低膽固醇及中性脂肪的功能，預防治療動脈硬化等效果。

但是，效果較E為弱，和E併用可提高其功能，因此B_2和E以一比十的比例來攝取，可以獲得相乘效果。

而且，除了糖分及蛋白質之外，B_2和脂肪的代謝也有關，故對消除肥胖可以預期很大效果。在預防糖尿病併發症上，也占了一個角色。富含B_2的食品有八目鰻、豬肝、蛋、菠菜等等。

具預防夜盲症等效果

維他命A

VITAMIN A

●A的防癌效果

癌症占死亡原因的第一位，到今天癌症尚找不到決定性的特效藥及治療法，是最可怕的病。可能具有防癌效果，而受到矚目的是維他命A、C、E。其中，A在六十多年前就已成為研究課題，根據許多的實驗資料顯示，A成為預防癌症以及治療武器的可能性很大。特別是A中所具有使粘膜正常的功能，被認為對癌細胞有效。

但是，因為A是脂溶性的，因此，如果攝取量遠遠超過每日的所需量，則沒有被利用的部分會屯積在肝臟，超過了一定的量之後，會有食慾不振、頭痛、嘔心、騷癢、肝臟肥大等症狀。如果維他命A不足，則有夜盲症、結膜異常、肌膚粗糙、對疾病抵抗力減退等症狀出現，皮膚的症狀和A的缺乏症有很深的關連。

●用油可以提高葉紅素的吸收效率

所謂的維他命A是維他命A和葉紅素成分的統稱。

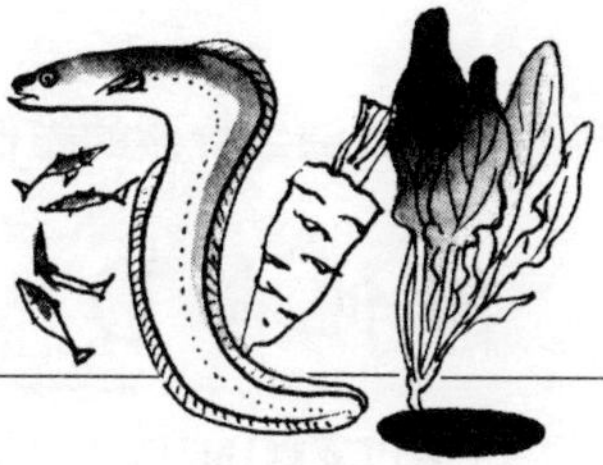

維他命Ａ是維他命Ａ的化學名稱，是維他命Ａ的本身，因此，只要會用就可以直接吸收。豬肝以及鰻魚的含量很豐富。

另一方面，葉紅素本身雖有Ａ的效力，但從小腸被吸收時會變為維他命Ａ。換言之，葉紅素是維他命Ａ的原料物質，為了提高其吸收率，在溶於油的狀態下攝取比較好。因此，為了提高富含葉紅素食品的Ａ效力，可以用植物油來炒，或者是和有油分的食品一起攝取。

●強化皮膚的粘膜以及胃腸的細胞

維他命Ａ的作用，可以促進眼睛感光色素的生成，保護胃腸及肺、支氣管等的粘膜，使皮膚健康，並有促進成長的作用。

此Ａ效力使用國際單位（ＩＵ）。這是由レチノール及葉紅素的成分量，計算Ａ的效力量所得的單位。每日的必需量男子為二〇〇〇，女子為一八〇〇ＩＵ。

至於多少會出現過剩症狀呢？一次攝取三十萬ＩＵ，或每天攝取五萬ＩＵ，持續一個月以上。

成長期不可或缺之骨骼的維他命

維他命D

VITAMIN D

維他命D被視為「骨骼的維他命」，和鈣的代謝有很大的關連。在人類骨骼的成長上，鈣是必要的，而維他命D就是使鈣沈著到骨骼上，強化骨骼的功能。

維他命D一旦缺乏，如果是小孩會引起佝僂病。這是因為日光浴的不足和鈣不足所引起的，會按照頭、肋骨、手腳骨頭的順序而變形的疾病。如果是大人的話，則骨頭的鈣會溶出骨骼變形，形成骨軟化症。

但是，維他命D在肝臟以及腎臟之中，會各自受酵素的作用，而開始變成「活性型」，在十二指腸中促進鈣的吸收，在血液中具有使鈣和磷酸沈著到骨骼的作用。因此，當肝臟及腎臟有了重大的障礙，酵素無法充分運作之時，維他命D永遠只是D，無法發生活性型的效果，而引起缺乏D的症狀。

特別是患有心不全的人，無法完全的活性化，所以也會併發軟骨症等骨骼的併發症。因此，必要的是開發原來就是活性型的維他命D，藉此開發，腎臟病的治療會出現曙光，對其他骨骼的疾病也有效果。

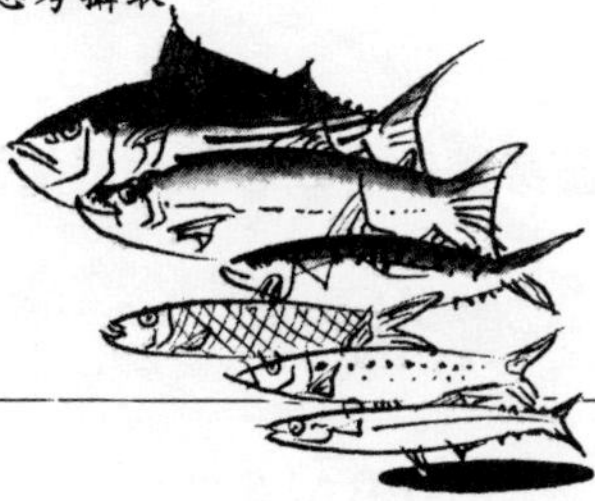

●容易處理的維他命D

維他命D耐熱也不溶於水，因此，調理之際並不需要特別擔心什麼。富含D的食品有魚肝油、鰹魚、青花魚、鯡魚、秋刀魚、鮭魚，以及太陽下乾燥的香蕈。

維他命中有很多的相乘效果。如果是D的話，和A、C組合攝取，可以預防感冒。

●一日的所需量以一〇〇IU為基準

D的一日所需量為一〇〇IU，但是，步入中年以後，骨骼變得脆弱，所以攝取量為基準的二～四倍為理想。因為D是脂溶性的維他命，所以一次大量攝取，則未被利用到的就屯積於體內，等到D的血中濃度下降時，再加以利用。換言之，D和B群及C不一樣，可以貯存營養。但是，如果攝取量過多，那麼會出現無力感，食慾不振，嘔心等的過剩症狀，故要特別的注意。

微量，但可調整身體的各式各樣功能的資優生

礦物質

MINERALS

體內所存在的元素之中，氧、氮、氫、碳等四元素占了所有元素的約九十六%。而剩下的元素總稱為礦物質（無機質）。礦物質和維他命共同形成酵素，調整身體的諸機能，是生命的重要角色。

●納和鉀的均衡很重要

屬成人病的高血壓，其原因之一就是納和鉀的均衡瓦解所致。這兩個礦物質是採取血液和細胞壓力的均衡。血液中的鈉含量增加，則血壓會上升，形成高血壓。特別是日本人，有過食鈉含量很高的食鹽之傾向，故要特別注意。鈉攝取過量雖會和尿一起排出，但同時也失去了鉀，因此，鈉攝取過量，往往鉀就會不足。鉀在身體形成能量之際，擔任很重要的功能，鉀不足往往是肌肉疲勞、不整脈、腸子惡化的原因。在飲食生活之中，要減少往往會過剩的鈉，而要積極的攝取鉀，這是健康的秘訣。

每日的攝取量基準——

鈉……三公克（食鹽……六公克）

●主要的礦物質一覽表

	主要特徵	含有食品
鈉 ★	過量攝取會導致高血壓及鉀的不足	食鹽
鉀 ★	幫助肌肉的功能、整腸	海藻類、小麥胚芽、芹菜、大豆棲、紅蘿蔔
鈣 ★	形成骨骼、對精神安定有幫助	蘿蔔乾、羊栖菜、牛奶、起司、海藻類
鎂 ★	不足會使思考力降低、陷入憂鬱症	胚芽、豆腐、花生、蘋果、蕎麥
磷 ★	攝取過量會降低鈣的功能	蛋白質食品（肉類）
鐵 ★	使新鮮的氧氣可以送到身體的各角落	海苔、羊栖菜、肝臟、蛋黃、貝類、海藻類
銅 ★	輔助鐵的功能，不足會導致貧血	柿子、大豆卵磷脂、肝臟、豆類、蕎麥
鋅 ★	促進成長、抑制有害金屬的運作	柿子、蛤仔、肝臟、肉類、蛋、大豆
鉻	不足會導致動脈硬化、高血壓	牛肉、肝臟、馬鈴薯、蛋、蝦子
硒	防止動脈硬化、器官的老化	若鷺、洋蔥、蘋果醋、小麥胚芽、牛奶
碘	促進荷爾蒙的功能、使身心活潑化	海藻類、文蛤、鮭魚、沙丁魚、小蝦子
錳	和蛋白質的合成有關，提高細胞的活力	杏、菠菜、糙米、蛤仔、花生
氯	幫助消化、調節血液中的酸鹼度	食鹽、海藻類
硫	形成蛋白質的一部分、對毛髮及皮膚形成也有幫助	高麗菜、紅色的牛肉、蛋、豆類
氟	強壯骨骼、防止蛀牙	小魚、海藻類、番茶
鉬	幫助肝臟以及腎臟的功能，預防貧血	菠菜、花椰菜、糙米、肝臟
釩	幫助脂肪的代謝、形成骨骼及牙齒	芹菜、大豆、蛋、小魚、紅花油
硅	強化皮膚、骨骼，給與彈力	糙米、小魚、骨粉
鎳	幫助細胞形成的功能	糙米、豆漿、苜蓿

有★印的礦物質在本章中有詳細敍述。

鉀……五公克

●三位一體的礦物質功能——鈣、鎂、磷

鈣不足時有如下四種特徵出現：

①精神倦怠不振，對壓力的抵抗力降低；②肌肉的功能降低，使不上力；③血液凝固能力降低，容易出血；④骨骼變得容易疏鬆脆弱，容易骨折。

為了預防以上的諸症狀，鈣是不可或缺的。因為鎂一旦不足，則血中的鈣也會減少，所以，為了補充鈣的不足，也要同時補充鎂。

鎂的不足不但和鈣的不足有關，而且也會發生類似鉀不足及維他命B群的缺乏症。對於這和其他的礦物質以及維他命的功能有深切關係的鎂，也要多加注意。

磷是製造能量時重要的礦物質，但是，如果量過多會將鈣溶解掉，所以，對於含有大量磷的清涼飲料及食品添加物，要注意不可以攝取過量。

一日攝取量的基準為
鈣……〇・六公克
鎂……〇・三公克
磷……〇・六公克

●生命中不可欠缺的氧和親友──礦物質、鐵和銅

我們的身體，從上到下所有的細胞都是活的，每個細胞都在呼吸。每個細胞呼吸時所需的氧氣，是藉著血液由肺所供給的。而擔任此重任的，則是礦物質中的鐵和銅。而且也可以在肌肉及細胞之中蓄積氧氣，於必要的時候放出來。

專欄

礦泉水

溶解各種礦物質的水，稱之為礦泉水。嚴格的來講，應該稱之為礦物質的調整水，也有的混有二氧化碳。原本是普及於水質惡劣，原水沒有辦法飲用的歐洲，但是，最近的日本，因為自來水水源的汚染，以及殺菌劑的臭味，使得人們開始對自來水敬而遠之，而接受了礦泉水。

從以前開始一直是被用來摻水的，但現在甚至已經有了礦泉水的專賣店，將日本各地的自然水過濾、殺菌，並予以袋裝者，也興起一股很大的風潮。

鐵和銅如果不足會貧血、心悸、呼吸困難、引起目眩、容易疲勞。女性會因為月經，使得血液中所含的鐵質大量流失，所以特別要注意其不足。而且，鐵是消化吸收率惡劣的礦物質，因此，在飲食之際，要注意食物中所含的鐵在必需量的約十倍以上。良質的蛋白質及維他命C，具有幫助鐵質吸收的功能。

每日攝取量的基準為：

鐵……一毫克（女性為一・五～二毫克）

銅……兩毫克

●促進成長的礦物質——鋅

從嬰兒期開始，鋅對於成長就是必要的。生病以及受傷之際，鋅也具有幫助恢復的功能。因為鋅可以促進細胞的新生，可以抑制血管以及各種器官的老化，是保持青春的有效礦物質。而且，也可抑制進入體內的有害金屬的運作，在環境污染日益嚴重的現代，是特別受到矚目的礦物質。

每日攝取量基準……四十毫克

為身體做大掃除

食物纖維

DIETARY FIVER

●以前被認為沒有用的食物纖維

食物纖維是「碳水化合物」的一種。因此，在此就從碳水化合物的說明開始吧！

所謂碳水化合物，是由碳、氫、氧所形成的化合物，其構成是碳和水組合而成的，因此就名之為碳水化合物。如果溯及從頭，則碳水化合物是葉綠素的光合作用所形成的，對人體非常的重要。

但是，在碳水化合物之中，具有各種不同的性質，因此，糖質做為能量使用（但是，海藻以及竹筍的糖質並不做為能量使用，是一種例外），而其他的就稱之為食物纖維。因此，從前，食物纖維就被視為沒有大效果的成分，甚至給大家一個印象，認為食物纖維就是食物本身在體內消化，吸收後所殘留的殘渣。

●食物纖維是長壽之源

這樣的食物纖維，經最近各類研究、調查的結果，其許多效果都獲得了認同，甚至已經被視為營養素之一而大受矚目哩！（關於營養素的稱呼方式、分類尚是諸說紛紜。）

舉研究之一為例，有關於美國的原住民的飲食生活。動脈硬化、心臟病、糖尿病等的成人病，幾乎在美國的原住民的身上都找不到，因此，研究人員就認為，原住民之所以長壽，和飲食生活可能有密切關係。實際調查美國原住民的飲食，就可以瞭解他們的飲食是食物纖維含有率很高的蔬菜，以及以穀物為中心的飲食。

相反的，在成人病非常普遍的歐美，幾乎所有人的飲食生活是以肉食為中心的，所以，就導致了攝取量不足的結果。當然，在各方面都逐漸歐美化的今天，飲食生活也無法例外。亦即，社會也開始蔓延成人病，而其原因之一，就是飲食生活缺少食物纖維。

從成人病的觀點來看，食物纖維、維他命、礦物質互相配合，無疑是最受矚目的營養素。

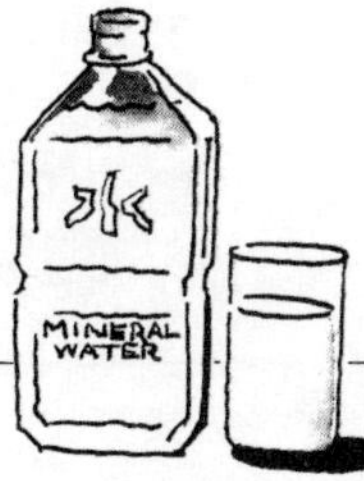

●食物纖維的主要功能是實施腸子的大掃除

若將食物纖維加以分類，首先可以分為水溶性和非水溶性。

水溶性的食物纖維之中有果膠、藻脂酸、甘露聚糖等。這些和非水溶性的食物纖維相比，可在消化器中停留較長的時間，粘粘的狀態下，有各式各樣的功能。具代表性的功能是防止膽固醇被腸子所吸收，所以，可以抑制血液中膽固醇的增加。而且，可以加長食物在小腸中的消化時間，抑制因為糖分突然被吸收，所產生的血壓值上升情況。

而非水溶性的食物纖維之中，有纖維素、半纖維素、木質素等等，是無法溶於水的物質，對消除便秘以及排除廢棄物很有效果。可吸收腸內的水分，使腸中食物的體積增加，達到刺激腸子的效果。換言之，就是為大腸做大掃除。許多的減肥食品之中含有食物纖維，所強調的也就是這個功能，以使肚子清爽為目標。

在此整理食物纖維的效用，可以列舉如下：

- 整腸、便秘的改善。
- 血液中膽固醇的正常化。
- 血糖值的正常化、糖尿病的預防。
- 血壓的正常化。
- 大腸癌的預防。

●穀類的食物纖維，含量比蔬菜更豐富

一般人都以為富含食物纖維的食品是蔬菜，但以分類而言，最多的是海藻類、竹筍以及穀物類。在穀物類之中，燕麥片、黑麥麵包、乾蕎麥、葡萄麵包、糙米等等，數值都很高；但是被精白過的米，數值則很低。

而且，在裙帶菜、昆布、羊栖菜等的海藻類之中，含有多量的藻脂酸。藻脂酸是水溶性的食物纖維，可和腸內的鈉結合，被排出體外。使鈉維持正常值，對血壓是很重要的。藻脂酸也具有使血液中的膽固醇正常化的功能。

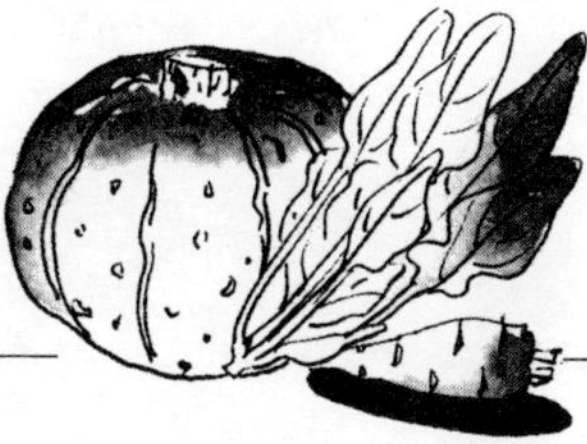

除此之外，豆類中的紅豆、扁豆、大豆、納豆等也含有多量的食物纖維。芝痲、葫蘆條、曬乾的白蘿蔔絲、韮菜、乾香蕈等含量亦豐。在蔬菜水果之中，則以毛豆、秋葵、杏、蘋果皮、南瓜、牛蒡等的含量較多。

但是，葫蘆條、晒乾的白蘿蔔絲是以乾燥絲的數值來看的，因此請不要認為料理時，用水還原過者，其數值就會增加。

●食物纖維的必需量

關於食物纖維，每日要攝取多少量才夠呢？現在尚沒有明確的數值，但是，現在的人每日的平均必需量大概是二十公克。而這樣的數值，成人病也有增加之虞，因此，努力提高攝取量可以說是必要的。根據報告顯示，在成人病比現在少很多的一九五〇年代，人的食物纖維的攝取量，比現在多了許多。

食物纖維因為減肥風潮而一炮而紅，但是，其效用絕不僅止於減肥而已，和成人病的預防等等也有很密切的關係，要攝取食物纖維多的食品，當然就要從根本改善飲食生活，這一點是無庸置疑的。

專欄

藥膳—需要加以正視的「藥食同源」的飲食法

現代的營養學，完全根植於數字的理論。像是食物中含有多少某一樣的成分，熱量有多少。

相反的，中藥的基本概念是「食物的本身即是藥物」。換言之，食物從一開始就具有一定的效力，在瞭解了其本來的性質之後來飲食，這是預防疾病，保持健康的基本。

以這樣的概念為基礎，使用具有中藥素材以及效用的食品，來做料理，此料理就稱之為藥膳。但是，這已是經過明確的研究證明，並成為一個專門學問的食品學。但這並非特別的材料，特別的料理。毋寧應該說是考量營養的均衡，並為容易攝取而組合的料理。

最近也有藥膳專門店的出現，形成一股小風潮。實際上大家所熟知的火鍋以及北京料理也是藥膳之一，是考量營養的均衡，味道的均衡，對四肢冰冷症效力，及對體力、氣力效果的均衡菜單。

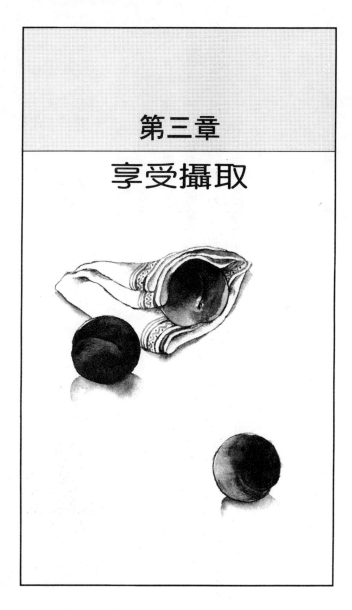

第三章

享受攝取

利用藥酒、果汁、健康食品來享受食物，並且有效的攝取營養素

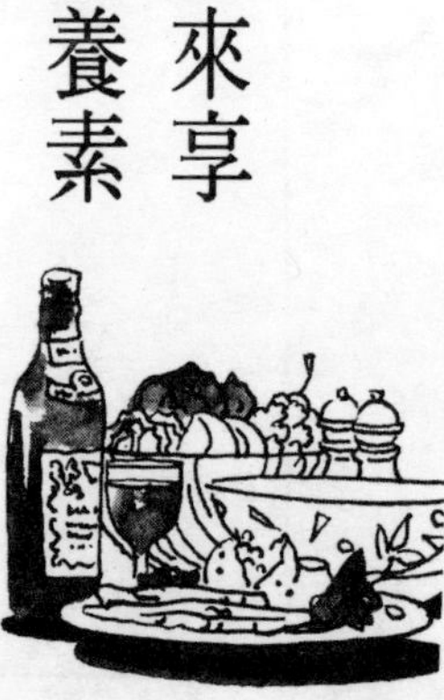

在此章中，將舉出藥酒、果汁、健康食品。對於日常的飲食而言，這些被定位在補助食品的地位上。但是，這些食物可以將材料的效果以及好處，直接的展現出來，也就是所謂的精華食品。而且，如果自行動手做這些東西，那麼，不但可以提高我們健康的慾望，也可以增加飲食的樂趣。你可以從有興趣的開始做看看。

所謂的藥酒，是將原料浸泡在酒精之中，藉此，將具有效能的成分抽出來。比起直接食用原料，或者是熬來喝，做成藥酒來攝取時，體內的吸收非常好。而且，還可以享受喝到美酒的樂趣，這倒是最大的好處。亦可享受製作過程中的樂趣，當然會比外面買的酒更令你愛不釋手哩！

製作藥酒的重點，列出幾點如下：

- 原料不可有損傷，要選擇盛產期新鮮的。

- 材料使用水洗。避免洗潔劑。而且在洗過之後，要讓水氣完全乾掉。
- 原則上是以沒有特殊味道的燒酒為主，但也可以使用威士忌或伏特加。
- 如果是以藥用為目的時，那麼糖分要特別控制才好。

其次，要舉出果汁製作時的需注意的要點：

- 材料要選擇新鮮的
- 果汁做完之後，過了一段時間，維他命會遭到破壞，因此要做完馬上喝，而且味道也最好。
- 原則上不要加水。光只有材料的純果汁，維他命、礦物質的吸收也比較迅速。

在黃瓜、紅蘿蔔以及南瓜之中，具有破壞維他命C的酵素——抗壞血酸氧化酶。因此富含維他命C的水果及蔬菜。如果和這些蔬菜一起放到果汁機中去打，會降低維他命C的效果，所以，在組合上要加以注意。在打果汁的時候，要將這些蔬菜最後放進去，而且要馬上喝掉。像檸檬等的酸性，可以防止果汁被酵素所酸化。

果汁以一日一～二杯為適量。

梅子酒

【效能】消除疲勞、強化體力、預防老化、增進食慾、促進消化

【材料】青梅……一公斤
冰砂糖……四百公克
燒酒……一・八公斤

【作法】

①將梅子確實清洗乾淨去蒂，用勺子撈起，使用乾布擦掉水氣。

②將材料按順序放入保存瓶中，加以密封，並保存在陰暗處。

③三個月過後即可開始飲用。

★可用水、冰、熱水、碳酸飲料等稀釋來喝，長時間保存味道更好。

草莓酒

【效能】消除疲勞、預防感冒、美肌

【材料】草莓……八百公克
檸檬……四個
冰砂糖……三百公克
燒酒……一・八公斤

【作法】

①將草莓洗乾淨，用勺子撈起，用乾布擦乾。

②檸檬去皮切成四塊。

③將材料放到保存瓶中，密封後放在陰暗處。

④一個月後取出果實。

★從④之後再過兩個月即可飲用。

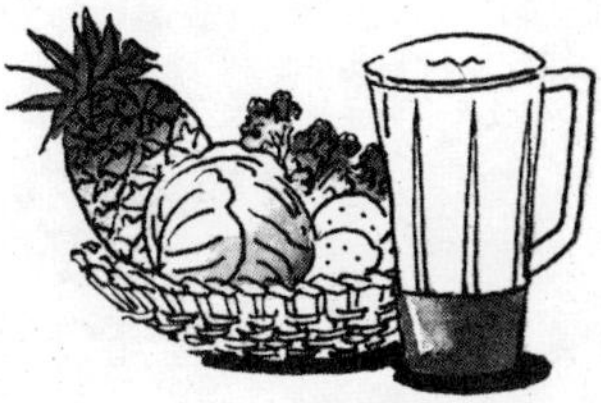

橘子酒

【效能】感冒的改善、黑斑、雀斑的預防

【材料】橘子……一公斤
冰砂糖……三百公克
燒酒……一・八公斤

【作法】

①將橘子連同皮洗乾淨，擦拭去水氣，去蒂。

②按照冰砂糖，切成兩半的橘子，燒酒的順序，放在保存瓶子中，予以密封。

③過了三個月之後，取出橘子，就可以飲用。

★配合不易下口的健康酒，可使健康酒味道轉佳。

鳳梨酒

【效能】整腸、促進消化、消除疲勞、動脈硬化預防、美肌

【材料】鳳梨……大一個
冰砂糖……三百公克
燒酒……一・八公斤

【作法】

①將鳳梨的葉子切落，直立起來切成四片，芯留著，將皮剝掉，切成三～四公分大。

②將材料放到保存瓶中，密封後，放在陰暗處。

③經過二～三個月，用布來過濾，再經過一～二個月熟成的時間，即可飲用。

芹菜酒

【效能】貧血、預防食物中毒

【材料】芹菜……一五〇公克
冰砂糖……一〇〇公克
燒酒……〇・九公斤

【作法】

①將芹菜仔細洗淨，用勺子撈起，等水氣乾了之後，再用手撕。

②將材料放到保存瓶之中，保存於陰暗處。

③過了四~五週後，以布過濾，拿去芹菜，再熟成一個月即可飲用。

★稍微有些味道，可以和梅子酒相混合，亦或是加些糖亦可以。

生薑酒

【效能】健胃整腸、感冒的改善、發汗作用

【材料】生薑……三〇〇公克
檸檬……四個
冰砂糖……二〇〇公克
燒酒……一・八公斤

【作法】

①生薑用廚房的刷子確實洗淨，用布擦乾，切成薄片。

②將檸檬皮厚厚的切掉，切成四個。

③全部的材料混合，密封後，放在陰暗處保存。

④過了半年之後，以布過濾，再過一個月熟成即可飲用。

★味道很香，是很容易下口的藥用酒。

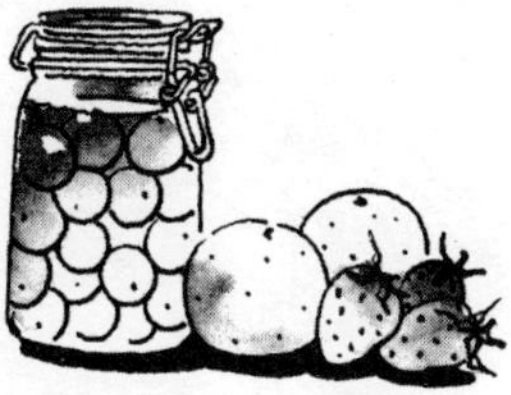

花梨酒

【效能】止咳、消除疲勞、增進食慾

【材料】花梨………五～六個
冰砂糖……四〇〇公克
燒酒………一・八公斤

【作法】

①花梨使用廚房用的刷子確實洗乾淨，用布擦乾水氣。放在勺子上，蓋上布，放置一～二天。

②做完①的動作之後，切成一・五公分左右的厚度，種子也一起和其他所有材料合起來，密封後，放在陰暗處保存。

③三個月之後即可飲用。

★過了一年之後，將花梨取出來。

蒲公英酒

【效能】利尿作用、健胃整腸、解熱、氣喘、化痰。

【材料】蒲公英的花根…二〇〇公克
冰砂糖………二〇〇公克
燒酒………一・八公斤

【作法】

①將全部的材料放到保存瓶中，保存於陰暗處。

②過了二～三個月之後，取出蒲公英。

★因有苦味，可以水稀釋再加蜂蜜，或者和梅酒等混合飲用，也較容易入口。

奇異果果汁

【效能】感冒的預防、美肌、預防老化

【材料】奇異果……中兩個
香瓜……一五〇公克
芹菜……十公克
檸檬……中¼個

【作法】
①將奇異果、香瓜、檸檬各自削皮。
②芹菜清洗乾淨，①和②的材料合起，放到果汁機中去打。
★約含有一五八毫克的維他命C，是很容易入口的果汁。

綠色綜合果汁

【效能】成人病預防、糖尿病預防

【材料】高麗菜……一百公克
芹菜……二十公克
鴨兒芹……十公克
小松菜……一百公克
蘆薈……十公克
蘋果……一個
檸檬……少許

【作法】
①將蔬菜洗淨，切成適當大小，水果去皮。
②將①的所有材料放到果汁機中去打。
★是高酸度的健康果汁。

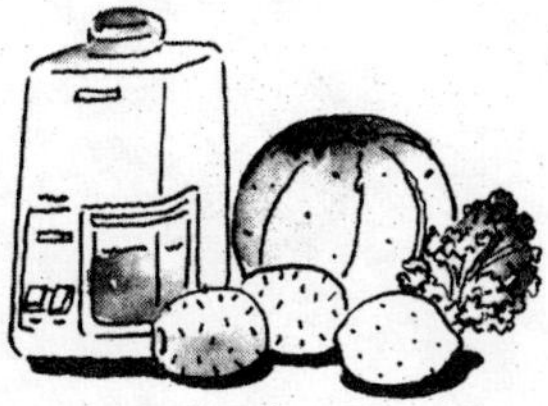

番茄綜合果汁

【效能】促進消化

【材料】番茄………一二〇公克
芹菜………二十公克
鴨兒芹………十公克
草莓………中六粒
橘子………中½個

【作法】

①將番茄和橘子剝皮，草莓去蒂。

②將芹菜以及鴨兒芹徹底洗淨，和①的材料混合，放到果汁機中打。

★即使是討厭蔬菜的人，也會毫無抗拒的飲用此果汁。

黃瓜果汁

【效能】利尿作用

【材料】黃瓜………中兩根
香瓜………½個
檸檬………小¼個

【作法】

①將黃瓜、香瓜、檸檬去皮。

②將①的材料合起來放到果汁機中去打。

★此果汁可排出體內多餘的水分。二日醉的清晨，推薦你喝這種果汁。黃瓜中含有破壞維他命C的成分，所以要最後才放到果汁機中去打。

芹菜、香瓜果汁

【效能】利尿作用、美容

【材料】芹菜……六〇公克
鴨兒芹……十公克
香瓜……二〇〇公克
檸檬……中¼個

【作法】

①香瓜、檸檬去皮。

②將芹菜及鴨兒芹徹底洗淨，和①的材料混合，放到果汁機中去打。

★是適合想健康減肥的人的果汁，可促進新陳代謝，排泄多餘的水分，調整身體的線條，使身材苗條。

紅蘿蔔果汁

【效能】美肌

【材料】紅蘿蔔……一〇〇公克
芹菜……五十公克
番茄……一〇〇公克
蘋果……中一個
檸檬……中⅙個

【作法】

①紅蘿蔔、番茄、蘋果、檸檬去皮。

②將芹菜徹底洗淨，和①的材料配合，放到果汁機中去打。

★容易疲倦的人、臉色不佳的人，建議你喝一杯這樣的果汁。

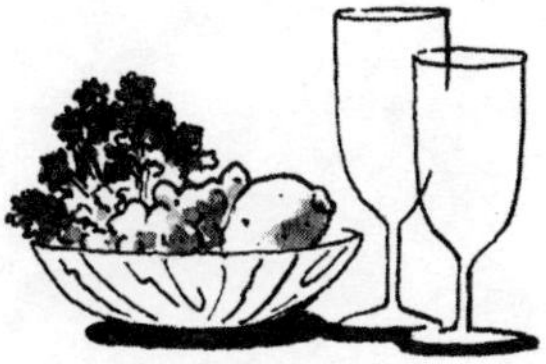

高麗菜、芹菜果汁

【效能】感冒的預防、美肌、預防老化

【材料】高麗菜……一百五十公克
芹菜……三十公克
檸檬……中½個
鳳梨……二百公克

【作法】
①將鳳梨、檸檬去皮。
②將高麗菜、芹菜用水洗淨。
③將①及②的材料混合，放到果汁機中去打。

★每天的維他命C的必要攝取量是五十毫克。而此果汁的維他命C含有量是一百二十三毫克，因此很適合運動家族。

柿子、白蘿蔔果汁

【效能】利尿作用、血液循環、肩膀酸硬

【材料】柿子……中一個
白蘿蔔……一五〇公克
白菜……一〇〇公克
蘋果……小½個
檸檬……中⅙個

【作法】
①柿子、白蘿蔔、蘋果、檸檬去皮。
②白菜徹底洗乾淨。
③將①及②的材料合起來，放到果汁機中去打。

★可促進血液循環，預防肩膀酸硬。

紅蘿蔔綜合果汁

【效能】便秘、成人病預防

【材料】紅蘿蔔……三十公克
蘋果……¼個
豆漿……¾杯
檸檬汁……少量

【作法】
①紅蘿蔔、蘋果洗淨削皮切成小片。
②將①和其他的材料混合，放到果汁機中打。

★也可以將冰塊加到果汁機中一起打，較冷而容易入口。是加強心臟及肝臟功能的果汁。

香蕉優格

【效能】消除便秘

【材料】香蕉……中½根
純優格……¾杯
檸檬汁……中¼個
蜂蜜……一小匙

【作法】
①將香蕉剝皮，切成適當大小。
②將①和其他材料混合，放到果汁機中去打。

★對消除便秘有即效性的果汁。在空腹時飲用，效果更佳。

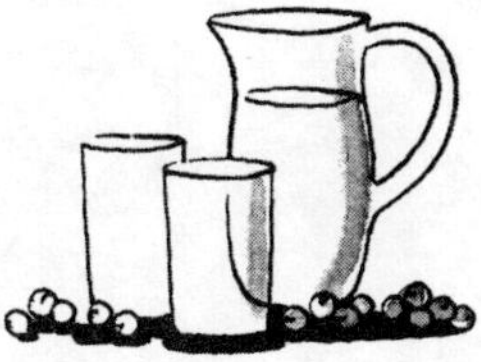

水果牛奶果汁

【效能】頭髮的健康

【材料】草莓……六粒
橘子……中½個
牛奶……⅔中杯
檸檬汁……一大匙
蜂蜜……二小匙

【作法】

①將草莓去蒂，切成兩半。

②將橘子外層的絲拿掉，只取果肉。

③將①及②的材料混合，放到果汁機中去打。

★水果也可以使用桃子、枇杷或香瓜，加上蛋黃更具有效果。

牛奶泡沫茶

【效能】消除疲勞、感冒的預防、精神安定

【材料】牛奶……⅔杯
紫蘇酒……一大匙
梅子酒……一大匙
蜂蜜……一小匙

【作法】

①將所有的材料合起來，好好的搖動。

★對於不擅喝酒的人，這也是容易入口的雞尾酒，冬天時，可以稍微溫熱後再喝。

豆漿

【效能】預防動脈硬化、滋補強壯

【材料】大豆……一杯

水……三大杯

【作法】

①大豆用水洗淨，浸泡一個晚上。

②泡漲的大豆放到果汁機中，攪碎之後放入鍋中，再加水煮。

③沸騰之後，加上少許的水，煮五分鐘左右。

④將③放到洞較大的濾袋之中，用手擰。

★剩下的殘渣是穀。豆漿要放在冷藏庫中保存。

藕粉茶

【效能】感冒症狀的改善、解熱作用

【材料】藕粉……一大匙

生薑……一片

砂糖……二小匙

【作法】

①將生薑切細絲。

②將藕粉放到大的碗中，加上一大匙的水溶解，並注入熱開水，好好的攪拌。

③等到藕粉變成糊狀透明的時候，再加上砂糖及生薑絲。

★藕粉的來源——藕根中，含有多量的澱粉，容易為人體所消化吸收。

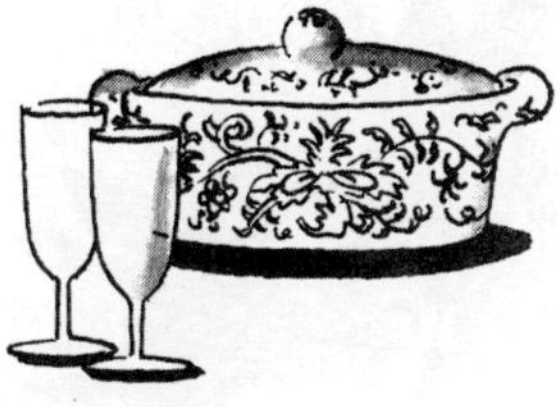

薏仁湯

【效能】糖尿病的預防及改善、恢復食慾、滋補強壯、肌肉痛、神經痛的改善

【材料】薏仁……一杯
水……四・五杯

【作法】
①薏仁加少量水，放到果汁機中打。
②將①放入鍋子內，再加水以文火來煮。
★這個分量是兩天份。要放在冷藏庫中保存。每天二・五杯長期飲用。若以少量的鹽調味，較易入口。

胚芽蛋黃果汁

【效能】頭髮的健康、美肌

【材料】小麥胚芽粉末……一大匙
蛋黃……一個
檸檬……中½個
橘子……中一個
蜂蜜……一小匙

【作法】
①檸檬絞汁。
②橘子剝皮，去掉上面那一層薄絲。
③將其他材料和①、②加起來，放到果汁機中打。
★也可以做為運動後的營養補給。

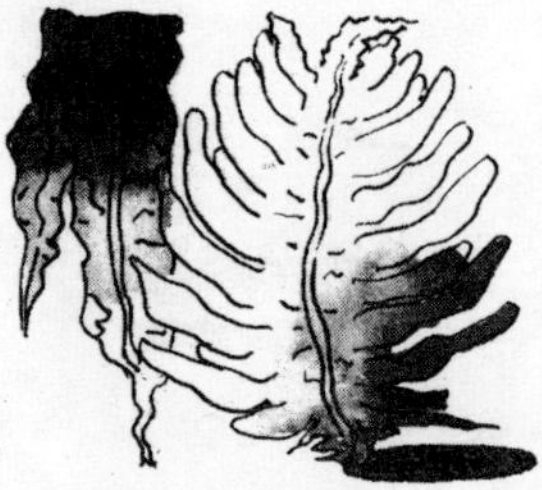

香蕈海帶

【效能】強壯、防止骨頭的軟化症、預防動脈硬化、改善高血壓。

【材料】乾香蕈……二片

海帶……八公分

水……一・五杯

【作法】

①海帶用布擦乾淨。

②乾香蕈用水輕輕的洗。

③將①及②放到廣口瓶子中，再加上水。

④將③用布包好，冷藏一個晚上。

★拿掉香蕈及海帶，喝剩下的液體，加些檸檬汁較易入口。

白蘿蔔飴

【效能】喉嚨的保護、止咳

【材料】白蘿蔔……二百公克

蜂蜜……一杯

【作法】

①白蘿蔔用廚房的刷子徹底洗刷乾淨，除去水氣。

②在①之後，白蘿蔔不要削皮，切成一～二公分角塊。

③將②放入保存瓶之中，注入蜂蜜，密封後放在陰暗場所。

④過了三小時之後，將浮上來的白蘿蔔拿掉。

★在一大匙的蘿蔔飴中注入熱開水來喝。

大展出版社有限公司	圖書目錄

地址：台北市北投區11204
致遠一路二段12巷1號
郵撥： 0166955～1
電話：(02) 8236031
8236033
傳眞：(02) 8272069

•法律專欄連載•電腦編號 58

台大法學院 法律學系／策劃
法律服務社／編著

①別讓您的權利睡著了1	200元
②別讓您的權利睡著了2	200元

•秘傳占卜系列•電腦編號 14

①手相術	淺野八郎著	150元
②人相術	淺野八郎著	150元
③西洋占星術	淺野八郎著	150元
④中國神奇占卜	淺野八郎著	150元
⑤夢判斷	淺野八郎著	150元
⑥前世、來世占卜	淺野八郎著	150元
⑦法國式血型學	淺野八郎著	150元
⑧靈感、符咒學	淺野八郎著	150元
⑨紙牌占卜學	淺野八郎著	150元
⑩ＥＳＰ超能力占卜	淺野八郎著	150元
⑪猶太數的秘術	淺野八郎著	150元
⑫新心理測驗	淺野八郎著	160元

•趣味心理講座•電腦編號 15

①性格測驗1	探索男與女	淺野八郎著	140元
②性格測驗2	透視人心奧秘	淺野八郎著	140元
③性格測驗3	發現陌生的自己	淺野八郎著	140元
④性格測驗4	發現你的真面目	淺野八郎著	140元
⑤性格測驗5	讓你們吃驚	淺野八郎著	140元
⑥性格測驗6	洞穿心理盲點	淺野八郎著	140元
⑦性格測驗7	探索對方心理	淺野八郎著	140元
⑧性格測驗8	由吃認識自己	淺野八郎著	140元
⑨性格測驗9	戀愛知多少	淺野八郎著	140元

⑩性格測驗10　由裝扮瞭解人心		淺野八郎著	140元
⑪性格測驗11　敲開內心玄機		淺野八郎著	140元
⑫性格測驗12　透視你的未來		淺野八郎著	140元
⑬血型與你的一生		淺野八郎著	160元
⑭趣味推理遊戲		淺野八郎著	160元
⑮行爲語言解析		淺野八郎著	160元

・婦 幼 天 地・電腦編號16

①八萬人減肥成果	黃靜香譯	180元
②三分鐘減肥體操	楊鴻儒譯	150元
③窈窕淑女美髮秘訣	柯素娥譯	130元
④使妳更迷人	成　玉譯	130元
⑤女性的更年期	官舒妍編譯	160元
⑥胎內育兒法	李玉瓊編譯	150元
⑦早產兒袋鼠式護理	唐岱蘭譯	200元
⑧初次懷孕與生產	婦幼天地編譯組	180元
⑨初次育兒12個月	婦幼天地編譯組	180元
⑩斷乳食與幼兒食	婦幼天地編譯組	180元
⑪培養幼兒能力與性向	婦幼天地編譯組	180元
⑫培養幼兒創造力的玩具與遊戲	婦幼天地編譯組	180元
⑬幼兒的症狀與疾病	婦幼天地編譯組	180元
⑭腿部苗條健美法	婦幼天地編譯組	150元
⑮女性腰痛別忽視	婦幼天地編譯組	150元
⑯舒展身心體操術	李玉瓊編譯	130元
⑰三分鐘臉部體操	趙薇妮著	160元
⑱生動的笑容表情術	趙薇妮著	160元
⑲心曠神怡減肥法	川津祐介著	130元
⑳內衣使妳更美麗	陳玄茹譯	130元
㉑瑜伽美姿美容	黃靜香編著	150元
㉒高雅女性裝扮學	陳珮玲譯	180元
㉓蠶糞肌膚美顏法	坂梨秀子著	160元
㉔認識妳的身體	李玉瓊譯	160元
㉕產後恢復苗條體態	居理安・芙萊喬著	200元
㉖正確護髮美容法	山崎伊久江著	180元
㉗安琪拉美姿養生學	安琪拉蘭斯博瑞著	180元
㉘女體性醫學剖析	增田豐著	220元
㉙懷孕與生產剖析	岡部綾子著	180元
㉚斷奶後的健康育兒	東城百合子著	220元
㉛引出孩子幹勁的責罵藝術	多湖輝著	170元
㉜培養孩子獨立的藝術	多湖輝著	170元

㉝子宮肌瘤與卵巢囊腫	陳秀琳編著	180元
㉞下半身減肥法	納他夏・史達賓著	180元
㉟女性自然美容法	吳雅菁編著	180元

・青春天地・電腦編號17

①A血型與星座	柯素娥編譯	120元
②B血型與星座	柯素娥編譯	120元
③O血型與星座	柯素娥編譯	120元
④AB血型與星座	柯素娥編譯	120元
⑤青春期性教室	呂貴嵐編譯	130元
⑥事半功倍讀書法	王毅希編譯	150元
⑦難解數學破題	宋釗宜編譯	130元
⑧速算解題技巧	宋釗宜編譯	130元
⑨小論文寫作秘訣	林顯茂編譯	120元
⑪中學生野外遊戲	熊谷康編著	120元
⑫恐怖極短篇	柯素娥編譯	130元
⑬恐怖夜話	小毛驢編譯	130元
⑭恐怖幽默短篇	小毛驢編譯	120元
⑮黑色幽默短篇	小毛驢編譯	120元
⑯靈異怪談	小毛驢編譯	130元
⑰錯覺遊戲	小毛驢編譯	130元
⑱整人遊戲	小毛驢編著	150元
⑲有趣的超常識	柯素娥編譯	130元
⑳哦！原來如此	林慶旺編譯	130元
㉑趣味競賽100種	劉名揚編譯	120元
㉒數學謎題入門	宋釗宜編譯	150元
㉓數學謎題解析	宋釗宜編譯	150元
㉔透視男女心理	林慶旺編譯	120元
㉕少女情懷的自白	李桂蘭編譯	120元
㉖由兄弟姊妹看命運	李玉瓊編譯	130元
㉗趣味的科學魔術	林慶旺編譯	150元
㉘趣味的心理實驗室	李燕玲編譯	150元
㉙愛與性心理測驗	小毛驢編譯	130元
㉚刑案推理解謎	小毛驢編譯	130元
㉛偵探常識推理	小毛驢編譯	130元
㉜偵探常識解謎	小毛驢編譯	130元
㉝偵探推理遊戲	小毛驢編譯	130元
㉞趣味的超魔術	廖玉山編著	150元
㉟趣味的珍奇發明	柯素娥編著	150元
㊱登山用具與技巧	陳瑞菊編著	150元

・健 康 天 地・電腦編號18

①壓力的預防與治療	柯素娥編譯	130元
②超科學氣的魔力	柯素娥編譯	130元
③尿療法治病的神奇	中尾良一著	130元
④鐵證如山的尿療法奇蹟	廖玉山譯	120元
⑤一日斷食健康法	葉慈容編譯	150元
⑥胃部強健法	陳炳崑譯	120元
⑦癌症早期檢查法	廖松濤譯	160元
⑧老人痴呆症防止法	柯素娥編譯	130元
⑨松葉汁健康飲料	陳麗芬編譯	130元
⑩揉肚臍健康法	永井秋夫著	150元
⑪過勞死、猝死的預防	卓秀貞編譯	130元
⑫高血壓治療與飲食	藤山順豐著	150元
⑬老人看護指南	柯素娥編譯	150元
⑭美容外科淺談	楊啟宏著	150元
⑮美容外科新境界	楊啟宏著	150元
⑯鹽是天然的醫生	西英司郎著	140元
⑰年輕十歲不是夢	梁瑞麟譯	200元
⑱茶料理治百病	桑野和民著	180元
⑲綠茶治病寶典	桑野和民著	150元
⑳杜仲茶養顏減肥法	西田博著	150元
㉑蜂膠驚人療效	瀨長良三郎著	150元
㉒蜂膠治百病	瀨長良三郎著	180元
㉓醫藥與生活	鄭炳全著	180元
㉔鈣長生寶典	落合敏著	180元
㉕大蒜長生寶典	木下繁太郎著	160元
㉖居家自我健康檢查	石川恭三著	160元
㉗永恒的健康人生	李秀鈴譯	200元
㉘大豆卵磷脂長生寶典	劉雪卿譯	150元
㉙芳香療法	梁艾琳譯	160元
㉚醋長生寶典	柯素娥譯	180元
㉛從星座透視健康	席拉・吉蒂斯著	180元
㉜愉悅自在保健學	野本二士夫著	160元
㉝裸睡健康法	丸山淳士等著	160元
㉞糖尿病預防與治療	藤田順豐著	180元
㉟維他命長生寶典	菅原明子著	180元
㊱維他命C新效果	鐘文訓編	150元
㊲手、腳病理按摩	堤芳郎著	160元
㊳AIDS瞭解與預防	彼得塔歇爾著	180元

㊴甲殼質殼聚糖健康法	沈永嘉譯	160元
㊵神經痛預防與治療	木下眞男著	160元
㊶室內身體鍛鍊法	陳炳崑編著	160元
㊷吃出健康藥膳	劉大器編著	180元
㊸自我指壓術	蘇燕謀編著	160元
㊹紅蘿蔔汁斷食療法	李玉瓊編著	150元
㊺洗心術健康秘法	竺翠萍編譯	170元
㊻枇杷葉健康療法	柯素娥編譯	180元
㊼抗衰血癒	楊啟宏著	180元
㊽與癌搏鬥記	逸見政孝著	180元
㊾冬蟲夏草長生寶典	高橋義博著	170元
㊿痔瘡・大腸疾病先端療法	宮島伸宜著	180元
51膠布治癒頑固慢性病	加瀨建造著	180元
52芝麻神奇健康法	小林貞作著	170元
53香煙能防止癡呆？	高田明和著	180元
54穀菜食治癌療法	佐藤成志著	180元

・實用女性學講座・電腦編號 19

①解讀女性內心世界	島田一男著	150元
②塑造成熟的女性	島田一男著	150元
③女性整體裝扮學	黃靜香編著	180元
④女性應對禮儀	黃靜香編著	180元

・校 園 系 列・電腦編號 20

①讀書集中術	多湖輝著	150元
②應考的訣竅	多湖輝著	150元
③輕鬆讀書贏得聯考	多湖輝著	150元
④讀書記憶秘訣	多湖輝著	150元
⑤視力恢復！超速讀術	江錦雲譯	180元
⑥讀書36計	黃柏松編著	180元
⑦驚人的速讀術	鐘文訓編著	170元

・實用心理學講座・電腦編號 21

①拆穿欺騙伎倆	多湖輝著	140元
②創造好構想	多湖輝著	140元
③面對面心理術	多湖輝著	160元
④僞裝心理術	多湖輝著	140元
⑤透視人性弱點	多湖輝著	140元

⑥自我表現術	多湖輝著	150元
⑦不可思議的人性心理	多湖輝著	150元
⑧催眠術入門	多湖輝著	150元
⑨責罵部屬的藝術	多湖輝著	150元
⑩精神力	多湖輝著	150元
⑪厚黑說服術	多湖輝著	150元
⑫集中力	多湖輝著	150元
⑬構想力	多湖輝著	150元
⑭深層心理術	多湖輝著	160元
⑮深層語言術	多湖輝著	160元
⑯深層說服術	多湖輝著	180元
⑰掌握潛在心理	多湖輝著	160元
⑱洞悉心理陷阱	多湖輝著	180元
⑲解讀金錢心理	多湖輝著	180元
⑳拆穿語言圈套	多湖輝著	180元
㉑語言的心理戰	多湖輝著	180元

•超現實心理講座•電腦編號 22

①超意識覺醒法	詹蔚芬編譯	130元
②護摩秘法與人生	劉名揚編譯	130元
③秘法！超級仙術入門	陸　明譯	150元
④給地球人的訊息	柯素娥編著	150元
⑤密教的神通力	劉名揚編著	130元
⑥神秘奇妙的世界	平川陽一著	180元
⑦地球文明的超革命	吳秋嬌譯	200元
⑧力量石的秘密	吳秋嬌譯	180元
⑨超能力的靈異世界	馬小莉譯	200元
⑩逃離地球毀滅的命運	吳秋嬌譯	200元
⑪宇宙與地球終結之謎	南山宏著	200元
⑫驚世奇功揭秘	傅起鳳著	200元
⑬啟發身心潛力心象訓練法	栗田昌裕著	180元
⑭仙道術遁甲法	高藤聰一郎著	220元
⑮神通力的秘密	中岡俊哉著	180元

•養　生　保　健•電腦編號 23

①醫療養生氣功	黃孝寬著	250元
②中國氣功圖譜	余功保著	230元
③少林醫療氣功精粹	井玉蘭著	250元
④龍形實用氣功	吳大才等著	220元

⑤魚戲增視強身氣功	宮　嬰著	220元
⑥嚴新氣功	前新培金著	250元
⑦道家玄牝氣功	張　章著	200元
⑧仙家秘傳袪病功	李遠國著	160元
⑨少林十大健身功	秦慶豐著	180元
⑩中國自控氣功	張明武著	250元
⑪醫療防癌氣功	黃孝寬著	250元
⑫醫療強身氣功	黃孝寬著	250元
⑬醫療點穴氣功	黃孝寬著	250元
⑭中國八卦如意功	趙維漢著	180元
⑮正宗馬禮堂養氣功	馬禮堂著	420元
⑯秘傳道家筋經內丹功	王慶餘著	280元
⑰三元開慧功	辛桂林著	250元
⑱防癌治癌新氣功	郭　林著	180元
⑲禪定與佛家氣功修煉	劉天君著	200元
⑳顛倒之術	梅自強著	元
㉑簡明氣功辭典	吳家駿編	元

•社會人智囊•電腦編號24

①糾紛談判術	清水增三著	160元
②創造關鍵術	淺野八郎著	150元
③觀人術	淺野八郎著	180元
④應急詭辯術	廖英迪編著	160元
⑤天才家學習術	木原武一著	160元
⑥猫型狗式鑑人術	淺野八郎著	180元
⑦逆轉運掌握術	淺野八郎著	180元
⑧人際圓融術	澀谷昌三著	160元
⑨解讀人心術	淺野八郎著	180元
⑩與上司水乳交融術	秋元隆司著	180元
⑪男女心態定律	小田晉著	180元
⑫幽默說話術	林振輝編著	200元
⑬人能信賴幾分	淺野八郎著	180元
⑭我一定能成功	李玉瓊譯	元
⑮獻給青年的嘉言	陳蒼杰譯	元
⑯知人、知面、知其心	林振輝編著	元

•精 選 系 列•電腦編號25

①毛澤東與鄧小平	渡邊利夫等著	280元
②中國大崩裂	江戶介雄著	180元

③台灣・亞洲奇蹟	上村幸治著	220元
④7-ELEVEN高盈收策略	國友隆一著	180元
⑤台灣獨立	森　詠著	200元
⑥迷失中國的末路	江戶雄介著	220元
⑦2000年5月全世界毀滅	紫藤甲子男著	180元

・運 動 遊 戲・電腦編號 26

①雙人運動	李玉瓊譯	160元
②愉快的跳繩運動	廖玉山譯	180元
③運動會項目精選	王佑京譯	150元
④肋木運動	廖玉山譯	150元
⑤測力運動	王佑宗譯	150元

・銀髮族智慧學・電腦編號 28

①銀髮六十樂逍遙	多湖輝著	170元
②人生六十反年輕	多湖輝著	170元
③六十歲的決斷	多湖輝著	170元

・心 靈 雅 集・電腦編號 00

①禪言佛語看人生	松濤弘道著	180元
②禪密教的奧秘	葉逯謙譯	120元
③觀音大法力	田口日勝著	120元
④觀音法力的大功德	田口日勝著	120元
⑤達摩禪106智慧	劉華亭編譯	150元
⑥有趣的佛教研究	葉逯謙編譯	120元
⑦夢的開運法	蕭京凌譯	130元
⑧禪學智慧	柯素娥編譯	130元
⑨女性佛教入門	許俐萍譯	110元
⑩佛像小百科	心靈雅集編譯組	130元
⑪佛教小百科趣談	心靈雅集編譯組	120元
⑫佛教小百科漫談	心靈雅集編譯組	150元
⑬佛教知識小百科	心靈雅集編譯組	150元
⑭佛學名言智慧	松濤弘道著	220元
⑮釋迦名言智慧	松濤弘道著	220元
⑯活人禪	平田精耕著	120元
⑰坐禪入門	柯素娥編譯	150元
⑱現代禪悟	柯素娥編譯	130元
⑲道元禪師語錄	心靈雅集編譯組	130元

⑳佛學經典指南	心靈雅集編譯組	130元
㉑何謂「生」 阿含經	心靈雅集編譯組	150元
㉒一切皆空 般若心經	心靈雅集編譯組	150元
㉓超越迷惘 法句經	心靈雅集編譯組	130元
㉔開拓宇宙觀 華嚴經	心靈雅集編譯組	130元
㉕真實之道 法華經	心靈雅集編譯組	130元
㉖自由自在 涅槃經	心靈雅集編譯組	130元
㉗沈默的教示 維摩經	心靈雅集編譯組	150元
㉘開通心眼 佛語佛戒	心靈雅集編譯組	130元
㉙揭秘寶庫 密教經典	心靈雅集編譯組	130元
㉚坐禪與養生	廖松濤譯	110元
㉛釋尊十戒	柯素娥編譯	120元
㉜佛法與神通	劉欣如編著	120元
㉝悟（正法眼藏的世界）	柯素娥編譯	120元
㉞只管打坐	劉欣如編著	120元
㉟喬答摩・佛陀傳	劉欣如編著	120元
㊱唐玄奘留學記	劉欣如編著	120元
㊲佛教的人生觀	劉欣如編譯	110元
㊳無門關（上卷）	心靈雅集編譯組	150元
㊴無門關（下卷）	心靈雅集編譯組	150元
㊵業的思想	劉欣如編著	130元
㊶佛法難學嗎	劉欣如著	140元
㊷佛法實用嗎	劉欣如著	140元
㊸佛法殊勝嗎	劉欣如著	140元
㊹因果報應法則	李常傳編	140元
㊺佛教醫學的奧秘	劉欣如編著	150元
㊻紅塵絕唱	海 若著	130元
㊼佛教生活風情	洪丕謨、姜玉珍著	220元
㊽行住坐臥有佛法	劉欣如著	160元
㊾起心動念是佛法	劉欣如著	160元
㊿四字禪語	曹洞宗青年會	200元
(51)妙法蓮華經	劉欣如編著	160元
(52)根本佛教與大乘佛教	葉作森編	180元

・經 營 管 理・電腦編號 01

◎創新經營管理六十六大計（精）	蔡弘文編	780元
①如何獲取生意情報	蘇燕謀譯	110元
②經濟常識問答	蘇燕謀譯	130元
④台灣商戰風雲錄	陳中雄著	120元
⑤推銷大王秘錄	原一平著	180元

⑥新創意・賺大錢	王家成譯	90元
⑦工廠管理新手法	琪　輝著	120元
⑨經營參謀	柯順隆譯	120元
⑩美國實業24小時	柯順隆譯	80元
⑪撼動人心的推銷法	原一平著	150元
⑫高竿經營法	蔡弘文編	120元
⑬如何掌握顧客	柯順隆譯	150元
⑭一等一賺錢策略	蔡弘文編	120元
⑯成功經營妙方	鐘文訓著	120元
⑰一流的管理	蔡弘文編	150元
⑱外國人看中韓經濟	劉華亭譯	150元
⑳突破商場人際學	林振輝編著	90元
㉑無中生有術	琪輝編著	140元
㉒如何使女人打開錢包	林振輝編著	100元
㉓操縱上司術	邑井操著	90元
㉔小公司經營策略	王嘉誠著	160元
㉕成功的會議技巧	鐘文訓編譯	100元
㉖新時代老闆學	黃柏松編著	100元
㉗如何創造商場智囊團	林振輝編譯	150元
㉘十分鐘推銷術	林振輝編譯	180元
㉙五分鐘育才	黃柏松編譯	100元
㉚成功商場戰術	陸明編譯	100元
㉛商場談話技巧	劉華亭編譯	120元
㉜企業帝王學	鐘文訓譯	90元
㉝自我經濟學	廖松濤編譯	100元
㉞一流的經營	陶田生編著	120元
㉟女性職員管理術	王昭國編譯	120元
㊱ＩＢＭ的人事管理	鐘文訓編譯	150元
㊲現代電腦常識	王昭國編譯	150元
㊳電腦管理的危機	鐘文訓編譯	120元
㊴如何發揮廣告效果	王昭國編譯	150元
㊵最新管理技巧	王昭國編譯	150元
㊶一流推銷術	廖松濤編譯	150元
㊷包裝與促銷技巧	王昭國編譯	130元
㊸企業王國指揮塔	松下幸之助著	120元
㊹企業精銳兵團	松下幸之助著	120元
㊺企業人事管理	松下幸之助著	100元
㊻華僑經商致富術	廖松濤編譯	130元
㊼豐田式銷售技巧	廖松濤編譯	180元
㊽如何掌握銷售技巧	王昭國編著	130元
㊿洞燭機先的經營	鐘文訓編譯	150元

㊾新世紀的服務業	鐘文訓編譯	100元
㊿成功的領導者	廖松濤編譯	120元
54女推銷員成功術	李玉瓊編譯	130元
55ＩＢＭ人才培育術	鐘文訓編譯	100元
56企業人自我突破法	黃琪輝編著	150元
58財富開發術	蔡弘文編著	130元
59成功的店舖設計	鐘文訓編著	150元
61企管回春法	蔡弘文編著	130元
62小企業經營指南	鐘文訓編譯	100元
63商場致勝名言	鐘文訓編譯	150元
64迎接商業新時代	廖松濤編譯	100元
66新手股票投資入門	何朝乾 編	180元
67上揚股與下跌股	何朝乾編譯	180元
68股票速成學	何朝乾編譯	200元
69理財與股票投資策略	黃俊豪編著	180元
70黃金投資策略	黃俊豪編著	180元
71厚黑管理學	廖松濤編譯	180元
72股市致勝格言	呂梅莎編譯	180元
73透視西武集團	林谷燁編譯	150元
76巡迴行銷術	陳蒼杰譯	150元
77推銷的魔術	王嘉誠譯	120元
78 60秒指導部屬	周蓮芬編譯	150元
79精銳女推銷員特訓	李玉瓊編譯	130元
80企劃、提案、報告圖表的技巧	鄭 汶 譯	180元
81海外不動產投資	許達守編譯	150元
82八百伴的世界策略	李玉瓊譯	150元
83服務業品質管理	吳宜芬譯	180元
84零庫存銷售	黃東謙編譯	150元
85三分鐘推銷管理	劉名揚編譯	150元
86推銷大王奮鬥史	原一平著	150元
87豐田汽車的生產管理	林谷燁編譯	150元

・成功寶庫・電腦編號02

①上班族交際術	江森滋著	100元
②拍馬屁訣竅	廖玉山編譯	110元
④聽話的藝術	歐陽輝編譯	110元
⑨求職轉業成功術	陳 義編著	110元
⑩上班族禮儀	廖玉山編著	120元
⑪接近心理學	李玉瓊編著	100元
⑫創造自信的新人生	廖松濤編著	120元

⑭上班族如何出人頭地	廖松濤編著	100元
⑮神奇瞬間瞑想法	廖松濤編譯	100元
⑯人生成功之鑰	楊意苓編著	150元
⑲給企業人的諍言	鐘文訓編著	120元
⑳企業家自律訓練法	陳　義編譯	100元
㉑上班族妖怪學	廖松濤編著	100元
㉒猶太人縱橫世界的奇蹟	孟佑政編著	110元
㉓訪問推銷術	黃靜香編著	130元
㉕你是上班族中強者	嚴思圖編著	100元
㉖向失敗挑戰	黃靜香編著	100元
㉙機智應對術	李玉瓊編著	130元
㉚成功頓悟100則	蕭京凌編譯	130元
㉛掌握好運100則	蕭京凌編譯	110元
㉜知性幽默	李玉瓊編譯	130元
㉝熟記對方絕招	黃靜香編譯	100元
㉞男性成功秘訣	陳蒼杰編譯	130元
㊱業務員成功秘方	李玉瓊編著	120元
㊲察言觀色的技巧	劉華亭編著	130元
㊳一流領導力	施義彥編譯	120元
㊴一流說服力	李玉瓊編著	130元
㊵30秒鐘推銷術	廖松濤編譯	150元
㊶猶太成功商法	周蓮芬編譯	120元
㊷尖端時代行銷策略	陳蒼杰編著	100元
㊸顧客管理學	廖松濤編著	100元
㊹如何使對方說Yes	程　羲編著	150元
㊺如何提高工作效率	劉華亭編著	150元
㊼上班族口才學	楊鴻儒譯	120元
㊽上班族新鮮人須知	程　羲編著	120元
㊾如何左右逢源	程　羲編著	130元
㊿語言的心理戰	多湖輝著	130元
51扣人心弦演說術	劉名揚編著	120元
53如何增進記憶力、集中力	廖松濤譯	130元
55性惡企業管理學	陳蒼杰譯	130元
56自我啟發200招	楊鴻儒編著	150元
57做個傑出女職員	劉名揚編著	130元
58靈活的集團營運術	楊鴻儒編著	120元
60個案研究活用法	楊鴻儒編著	130元
61企業教育訓練遊戲	楊鴻儒編著	120元
62管理者的智慧	程　義編譯	130元
63做個佼佼管理者	馬筱莉編譯	130元
64智慧型說話技巧	沈永嘉編譯	130元

⑯活用佛學於經營	松濤弘道著	150元
⑰活用禪學於企業	柯素娥編譯	130元
⑱詭辯的智慧	沈永嘉編譯	150元
⑲幽默詭辯術	廖玉山編譯	150元
⑳拿破崙智慧箴言	柯素娥編譯	130元
㉑自我培育・超越	蕭京凌編譯	150元
㉔時間即一切	沈永嘉編譯	130元
㉕自我脫胎換骨	柯素娥譯	150元
㉖贏在起跑點—人才培育鐵則	楊鴻儒編譯	150元
㉗做一枚活棋	李玉瓊編譯	130元
㉘面試成功戰略	柯素娥編譯	130元
㉙自我介紹與社交禮儀	柯素娥編譯	150元
㉚說NO的技巧	廖玉山編譯	130元
㉛瞬間攻破心防法	廖玉山編譯	120元
㉜改變一生的名言	李玉瓊編譯	130元
㉝性格性向創前程	楊鴻儒編譯	130元
㉞訪問行銷新竅門	廖玉山編譯	150元
㉟無所不達的推銷話術	李玉瓊編譯	150元

・處世智慧・電腦編號03

①如何改變你自己	陸明編譯	120元
④幽默說話術	林振輝編譯	120元
⑤讀書36計	黃柏松編譯	120元
⑥靈感成功術	譚繼山編譯	80元
⑧扭轉一生的五分鐘	黃柏松編譯	100元
⑨知人、知面、知其心	林振輝譯	110元
⑩現代人的詭計	林振輝譯	100元
⑫如何利用你的時間	蘇遠謀譯	80元
⑬口才必勝術	黃柏松編譯	120元
⑭女性的智慧	譚繼山編譯	90元
⑮如何突破孤獨	張文志編譯	80元
⑯人生的體驗	陸明編譯	80元
⑰微笑社交術	張芳明譯	90元
⑱幽默吹牛術	金子登著	90元
⑲攻心說服術	多湖輝著	100元
⑳當機立斷	陸明編譯	70元
㉑勝利者的戰略	宋恩臨編譯	80元
㉒如何交朋友	安紀芳編著	70元
㉓鬥智奇謀（諸葛孔明兵法）	陳炳崑著	70元
㉔慧心良言	亦　奇著	80元

㉕名家慧語	蔡逸鴻主編	90元
㉗稱霸者啟示金言	黃柏松編譯	90元
㉘如何發揮你的潛能	陸明編譯	90元
㉙女人身態語言學	李常傳譯	130元
㉚摸透女人心	張文志譯	90元
㉛現代戀愛秘訣	王家成譯	70元
㉜給女人的悄悄話	妮倩編譯	90元
㉞如何開拓快樂人生	陸明編譯	90元
㉟驚人時間活用法	鐘文訓譯	80元
㊱成功的捷徑	鐘文訓譯	70元
㊲幽默逗笑術	林振輝著	120元
㊳活用血型讀書法	陳炳崑譯	80元
㊴心　燈	葉于模著	100元
㊵當心受騙	林顯茂譯	90元
㊶心・體・命運	蘇燕謀譯	70元
㊷如何使頭腦更敏銳	陸明編譯	70元
㊸宮本武藏五輪書金言錄	宮本武藏著	100元
㊺勇者的智慧	黃柏松編譯	80元
㊼成熟的愛	林振輝譯	120元
㊽現代女性駕馭術	蔡德華著	90元
㊾禁忌遊戲	酒井潔著	90元
㊾摸透男人心	劉華亭編譯	80元
㊿如何達成願望	謝世輝著	90元
54創造奇蹟的「想念法」	謝世輝著	90元
55創造成功奇蹟	謝世輝著	90元
56男女幽默趣典	劉華亭譯	90元
57幻想與成功	廖松濤譯	80元
58反派角色的啟示	廖松濤編譯	70元
59現代女性須知	劉華亭編著	75元
61機智說話術	劉華亭編譯	100元
62如何突破內向	姜倩怡編譯	110元
64讀心術入門	王家成編譯	100元
65如何解除內心壓力	林美羽編著	110元
66取信於人的技巧	多湖輝著	110元
67如何培養堅強的自我	林美羽編著	90元
68自我能力的開拓	卓一凡編著	110元
70縱橫交涉術	嚴思圖編著	90元
71如何培養妳的魅力	劉文珊編著	90元
72魅力的力量	姜倩怡編著	90元
73金錢心理學	多湖輝著	100元
74語言的圈套	多湖輝著	110元

⑮個性膽怯者的成功術	廖松濤編譯	100元
⑯人性的光輝	文可式編著	90元
⑲培養靈敏頭腦秘訣	廖玉山編著	90元
⑳夜晚心理術	鄭秀美編譯	80元
㉑如何做個成熟的女性	李玉瓊編著	80元
㉒現代女性成功術	劉文珊編著	90元
㉓成功說話技巧	梁惠珠編譯	100元
㉔人生的真諦	鐘文訓編譯	100元
㉕妳是人見人愛的女孩	廖松濤編著	120元
㉗指尖・頭腦體操	蕭京凌編譯	90元
㉘電話應對禮儀	蕭京凌編著	120元
㉙自我表現的威力	廖松濤編譯	100元
㉚名人名語啟示錄	喬家楓編著	100元
㉛男與女的哲思	程鐘梅編譯	110元
㉜靈思慧語	牧　風著	110元
㉝心靈夜語	牧　風著	100元
㉞激盪腦力訓練	廖松濤編譯	100元
㉟三分鐘頭腦活性法	廖玉山編譯	110元
㊱星期一的智慧	廖玉山編譯	100元
㊲溝通說服術	賴文琇編譯	100元
㊳超速讀超記憶法	廖松濤編譯	140元

・健康與美容・電腦編號 04

①B型肝炎預防與治療	曾慧琪譯	130元
③媚酒傳（中國王朝秘酒）	陸明主編	120元
④藥酒與健康果菜汁	成玉主編	150元
⑤中國回春健康術	蔡一藩著	100元
⑥奇蹟的斷食療法	蘇燕謀譯	110元
⑧健美食物法	陳炳崑譯	120元
⑨驚異的漢方療法	唐龍編著	90元
⑩不老強精食	唐龍編著	100元
⑫五分鐘跳繩健身法	蘇明達譯	100元
⑬睡眠健康法	王家成譯	80元
⑭你就是名醫	張芳明譯	90元
⑮如何保護你的眼睛	蘇燕謀譯	70元
⑲釋迦長壽健康法	譚繼山譯	90元
⑳腳部按摩健康法	譚繼山譯	120元
㉑自律健康法	蘇明達譯	90元
㉓身心保健座右銘	張仁福著	160元
㉔腦中風家庭看護與運動治療	林振輝譯	100元

國家圖書館出版品預行編目資料

認識食物掌握健康／廖梅珠編著；
一初版，臺北市，大展，民85
面；　公分一（健康天地；62）
ISBN 957-557-657-8（平裝）

1. 飲食　2. 健康法

411.3　　85012185

認識食物掌握健康

ISBN 957-557-657-8

編 著 者／廖　梅　珠
發 行 人／蔡　森　明
出 版 者／大展出版社有限公司
社　　址／台北市北投區（石牌）致遠一路二段12巷1號
電　　話／(02) 8236031・8236033
傳　　眞／(02) 8272069
郵政劃撥／0166955－1
登 記 證／局版臺業字第2171號
承 印 者／國順圖書印刷公司
裝　　訂／嶸興裝訂有限公司
排 版 者／千兵企業有限公司
電　　話／(02) 8812643
初　　版／1996年（民85年）12月

定　　價／170元

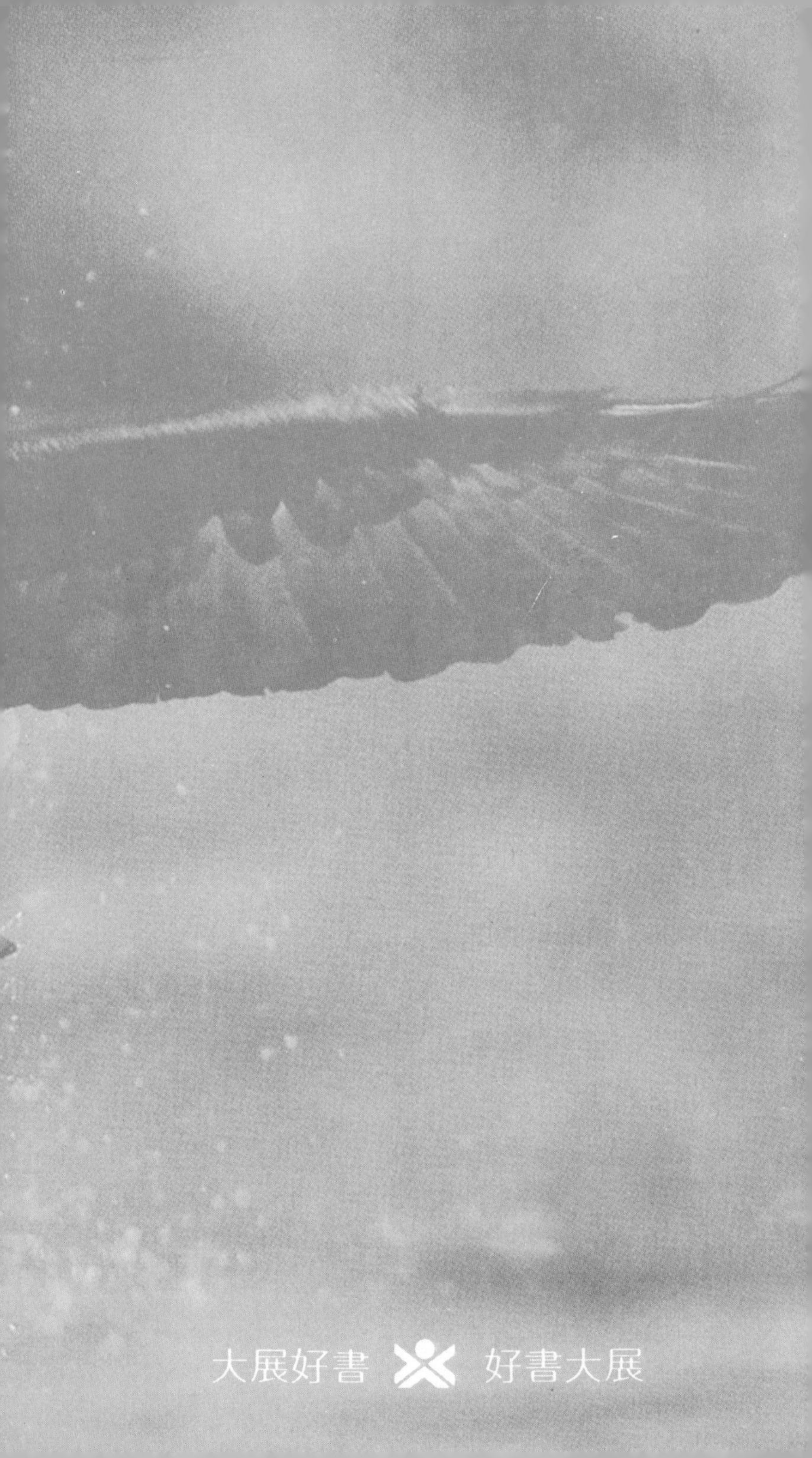
大展好書 好書大展